聞くだけで血圧が下がるCDブック

東京女子医科大学医学部教授
（東医療センター 内科）
渡辺尚彦

〈収録曲〉

① 南国の鳥たち
② カッコウとウグイス
③ 風吹く草原
④ 里山の湧水
⑤ 野鳥のコーラス
⑥ 水辺の鳥
⑦ 清流とヒグラシ
⑧ 海岸の潮騒
⑨ ウグイスとホトトギス
⑩ 夏の夜の虫
⑪ 小さな砂浜
⑫ 朝の鳥たち

CD について

・CD は、オーディオ機器や、音楽 CD に対応したパソコンにセットして再生してください。
・この CD を権利者に無断で複製、放送、レンタルに使用することは法律で禁止されています。
・不快に感じられる曲がある場合は聞くのを避けてください。

「高血圧」、気になりますか？

今や日本人の３人に１人が悩まされる病。

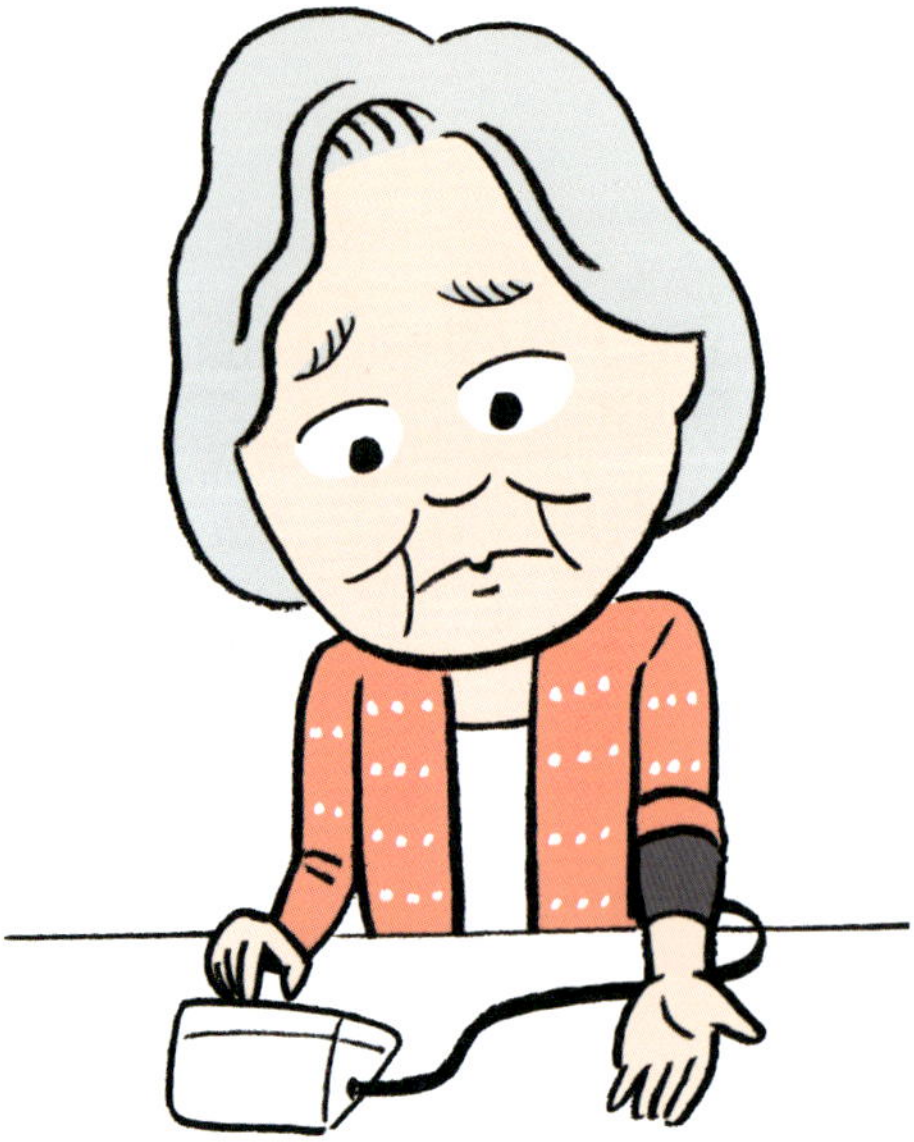

とはいえ、

「年とると血圧って
上がるものでしょ？」
「高血圧で死ぬわけ
じゃないしね」

そう思っておられるかも
しれませんね。

ですが、放っておくと…
高い圧力で血液を送り続けて
心臓の筋肉が肥大化《ひだいか》する、
「心肥大」
さらにひどいと心機能が低下して、
やがては…「心不全」
になる危険性も。
さらに高血圧の状態が続くと
血管壁の一部がはがれ、
その破片が血液に乗って全身を巡り…
心臓の血管で詰まると、「心筋梗塞《こうそく》」
脳の血管で詰まると、「脳梗塞」に！

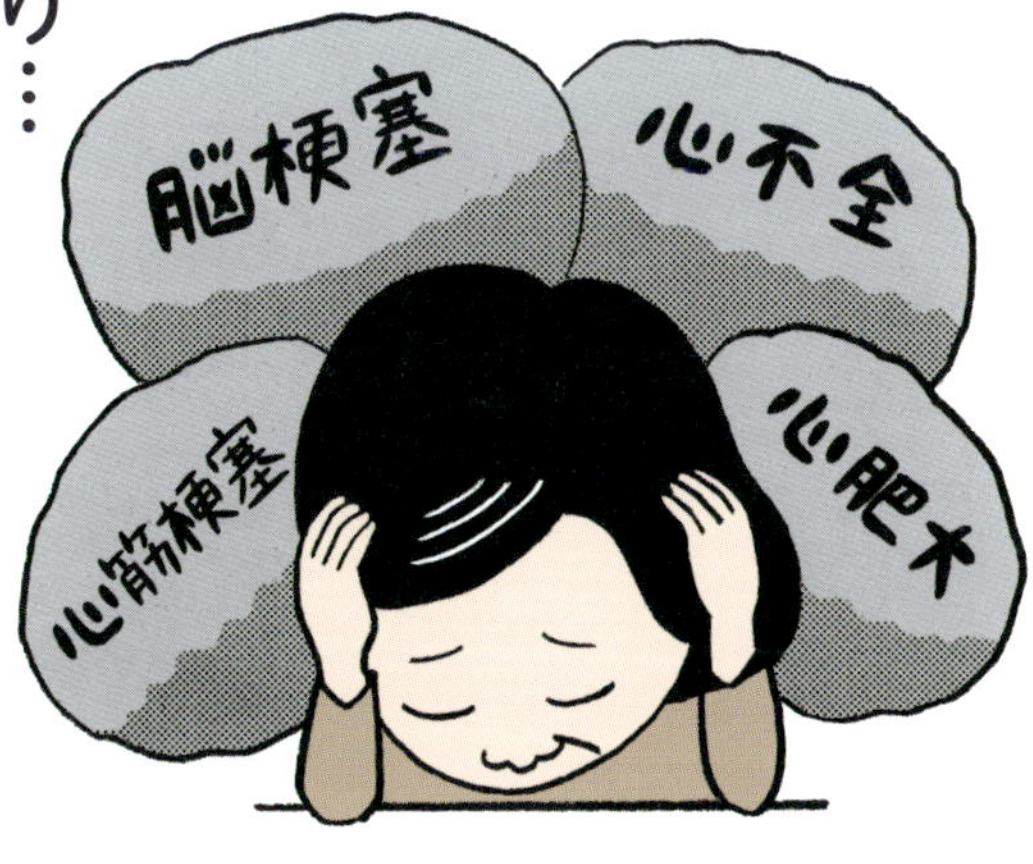

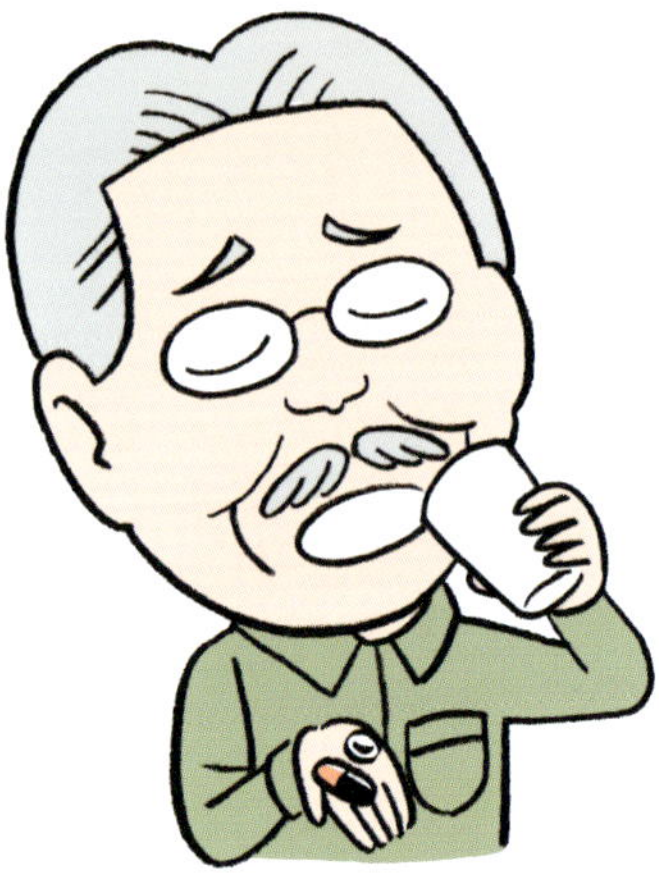

いろんな健康法を試したけど、効果がイマイチ、
そして続かない…

「やっぱり降圧剤を飲み続けないといけないの？」

そんなあなたのために、
30年以上、365日血圧を
測り続ける私、〝ミスター血圧〟が
「血圧が下がるCD」を
全面監修しました。

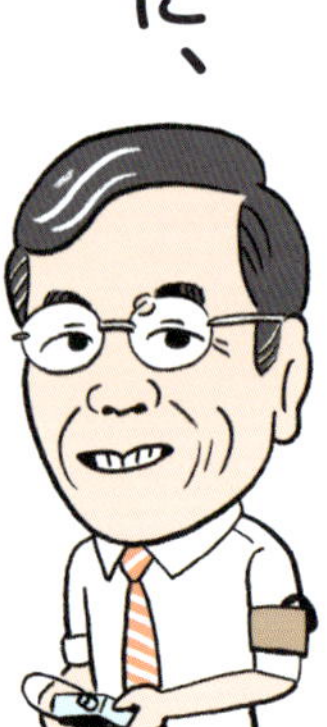

1日2～3回、約15分聞くことを1週間、
できれば2週間続けてみてください。
最高血圧が152→129に下がる
など確かな「結果」が出ています。

むずかしいことは、ゼロ！
ただ、本書のCDを聞くだけで自然とリラックス。
そして、自律神経のバランスが整い
血圧が下がるのです。
収録したのは、「自然の奏でる美しい音色」。
さあ、目を閉じて、つかの間の脳内旅行に出かけませんか？

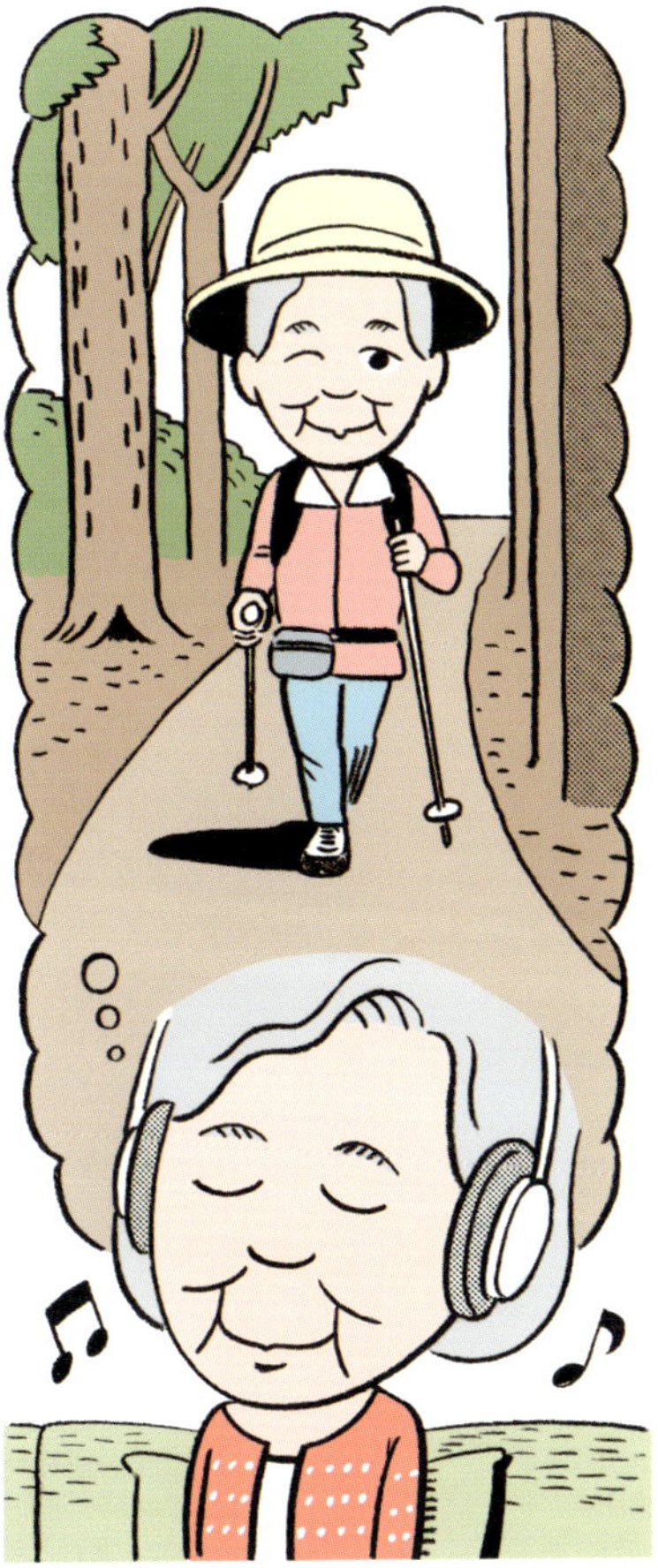

目次

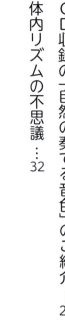

第2章 チャンスは1日中！「血圧を下げる」生活習慣 …33

渡辺尚彦（わたなべ よしひこ）

東京女子医科大学 医学部教授
（東医療センター 内科）
医学博士

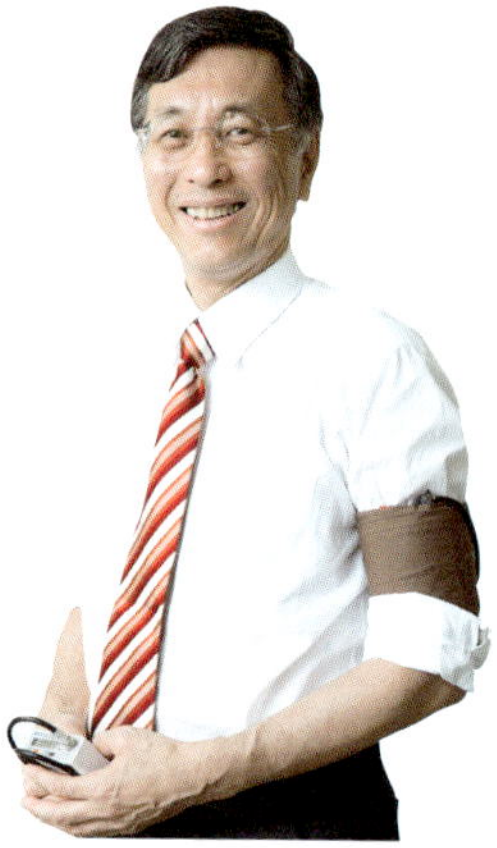

1952　千葉県生まれ
1978　聖マリアンナ医科大学医学部卒業
1984　聖マリアンナ医科大学大学院博士課程修了
1995　ミネソタ大学 時間生物学研究所客員助教授
2004　早稲田大学 客員教授
2012　日本歯科大学病院 臨床教授

高血圧などの循環器病が専門。1987年8月から現在に至るまで、連続携帯型血圧計を装着し、24時間血圧を測定している。「渡辺式合谷指圧」や「渡辺式手足ユラユラ・ブラブラ運動」など、誰にでもできる降圧法を開発。楽しくわかりやすい指導で、訪れる患者は後を絶たない。高血圧の名医として、メディアに多数出演中。

主な著書に『ズボラでも血圧がみるみる下がる49の方法』（アスコム）、『クスリを飲まずに、血圧を下げる方法』（廣済堂健康人新書）、『たったこれだけ！面白いように血圧が下がる渡辺式降圧生活のすすめ』（小社刊）などがある。

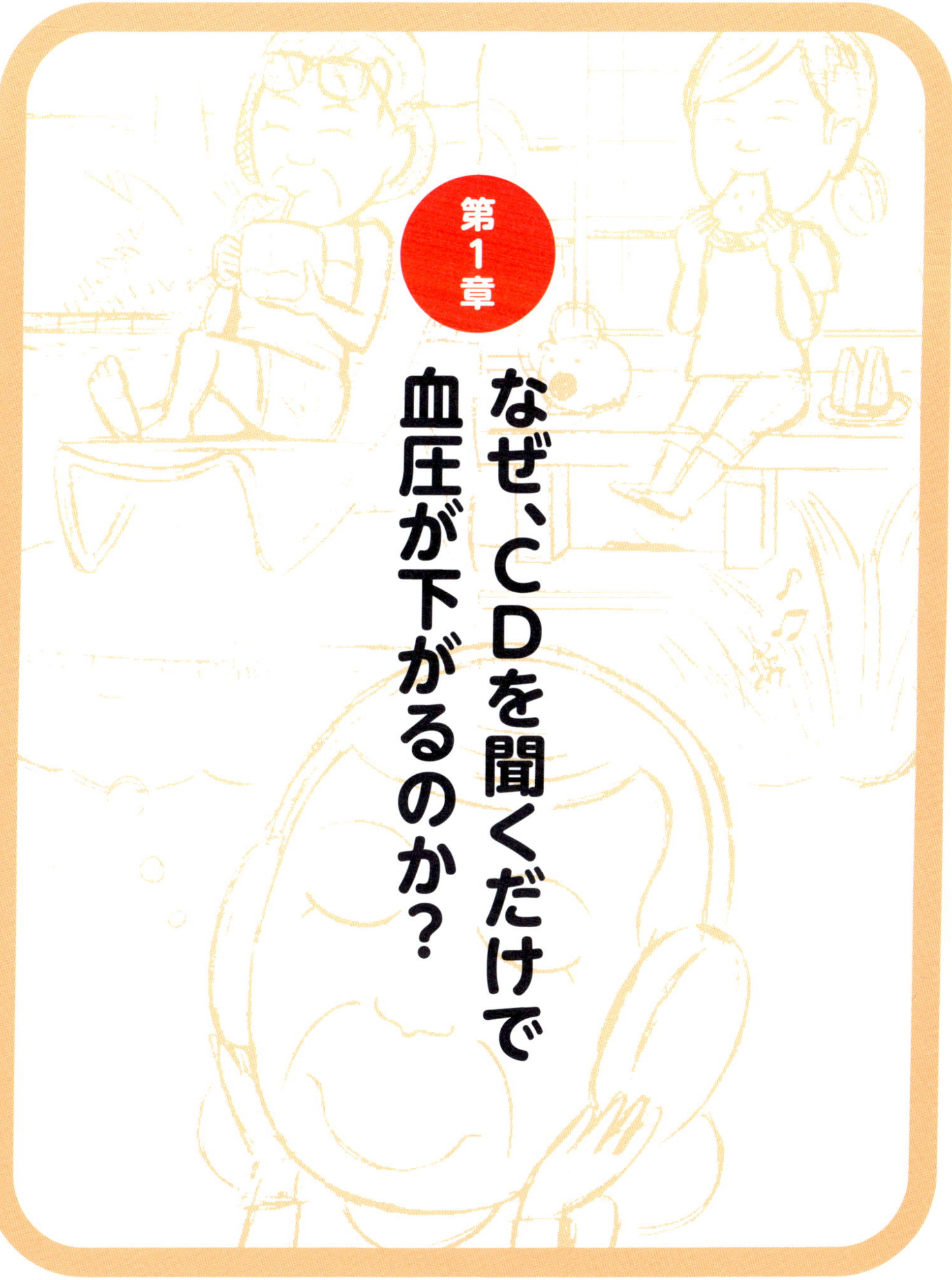

第1章

なぜ、CDを聞くだけで血圧が下がるのか？

なぜ、CDを聞くと血圧が下がるのか？

CDを聞くだけで、血圧が下がる――この私の言葉に「まさか！」と思われるでしょうか？　その効果を医学的にご説明しましょう。**鍵を握るのは「自律神経」です。**

そもそも、自律神経とは血圧と関係の深い心臓や血管をはじめ、胃や腸などの体の器官・組織をコントロールする働きを持ちます。そして、自律神経はそれらの器官の働きをアップさせる「交感神経」と、穏やかにする「副交感神経」の2種類からなります。体にとっては、この2つのバランスがうまく取れている状態が理想的。ですが、**ストレス過多な現代人は双方のバランスが崩れがちで、「交感神経」が優位になりやすい**のです。すると、心臓の筋肉は「収縮」し、心拍数は「上昇」、そして血管も「収縮」した状態が続きやすい。お気づきですか？　そう、すべて血圧が上昇する要素ですね。

だからこそ、注目すべきはもう一方の「副交感神経」です。**副交感神経は、心臓の筋肉や血管を弛緩《しかん》させ、心拍数を穏やかにしてくれます**ので、血圧を下げる方向に作用します。この大切な役割を持つ、副交感神経をしっかり働かせるのにはどうすればいいのか？ そこで**効果的なのが、自然の奏でる音色を収録した、本書のCDを聞いてリラックスすること**なのです。

では12ページでさらに詳しくご説明しましょう。

高血圧と自律神経の関係

ストレスや塩分の取りすぎ、肥満などが原因で交感神経が興奮すると、アドレナリンやノルアドレナリンが分泌され、その物質が血液中に増えると「血管が収縮」、「心拍数が上昇」そして「心臓の筋肉が収縮」。結果として血圧が上昇します。

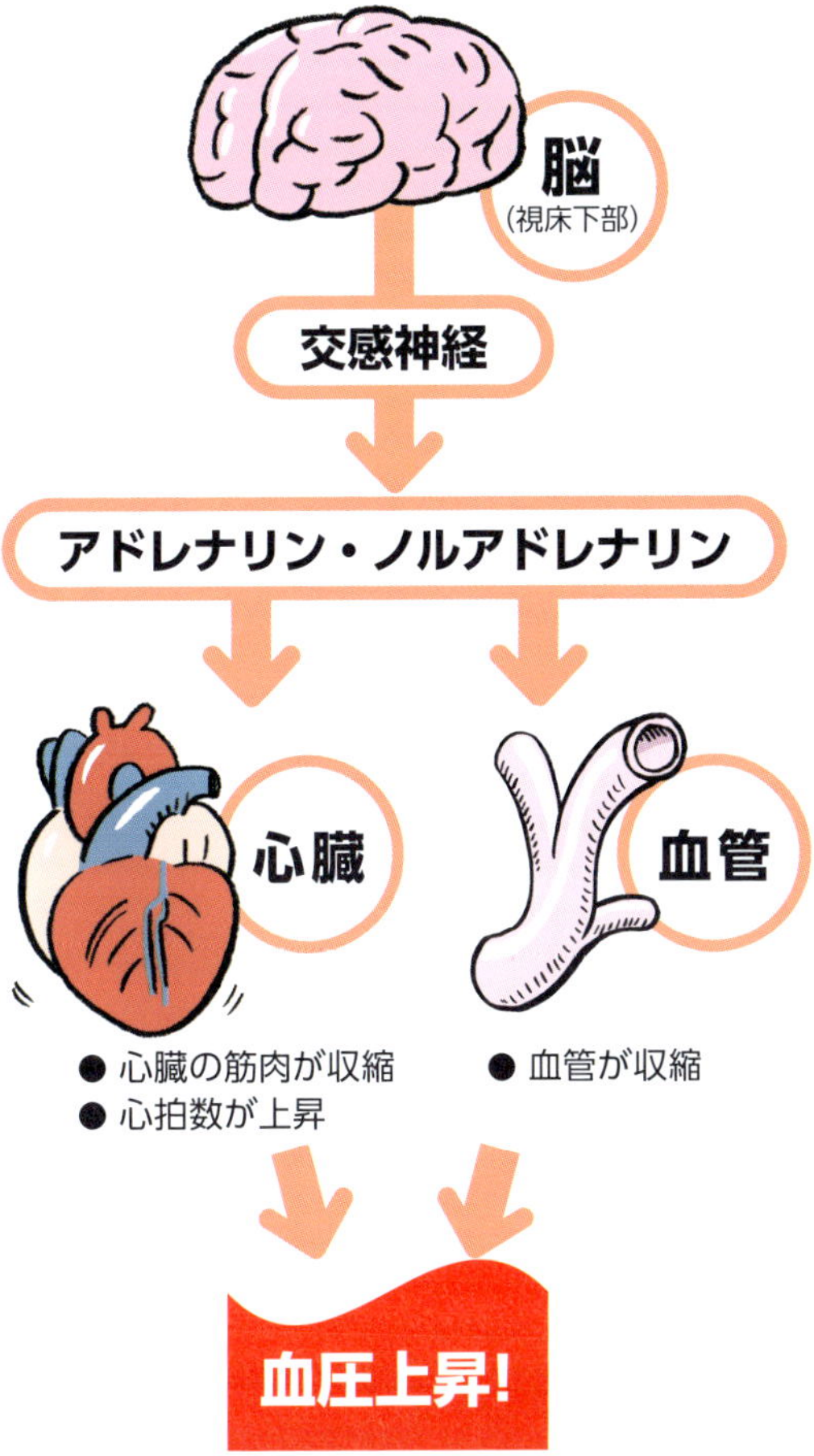

「1／ｆゆらぎ」を持つ音楽のリラックス効果

ゆったり目を閉じて、自然の奏でる音色に身を委《ゆだ》ねると、リラックスできる……きっとみなさん、音楽のリラックス効果は、すでに体感的にご存知だと思います。そして、**リラックスすれば、副交感神経が優位になるため、血圧にいい影響を与える、**というのは前ページでご説明した通りです。

では、なぜ自然の奏でる音色、滝の音や小川のせせらぎ、鳥のさえずりなどがリラックス効果をもたらすのでしょうか？　その理由は、それらの音が持つ、「1／ｆゆらぎ」にあります。「1／ｆゆらぎ」とは、自然界に非常に普遍的に見られる現象で、音楽の場合は音響振動数のゆらぎ方を指します。ちなみに、木の年輪の美しいゆがみや山並みの景色などにも、「1／ｆゆらぎ」が存在しています。そして、この**「1／ｆゆらぎ」が、人間やその他動物に、心地よさや、快適な感覚を与えてくれるのです。**

α波による効果も見逃せない

こうしてリラックスすると、私たちの脳にはα波（8～13ヘルツ）と呼ばれる脳波が出現します。これは、リラックスしているときだけでなく、運動時や読書などに集中しているときにも現れる脳波で、これによって脳内に幸福を感じやすくなる**「β-エンドルフィン」と呼ばれる快感ホルモンが分泌され、免疫細胞が活性化し、自然治癒力が高まる**ことが知られています。

まさに、α波は私たちの健康を語る上で非常に有益な脳波です。こうした具体的な効能を知れば、よりいっそうCDによる高血圧治療に身が入りますね。

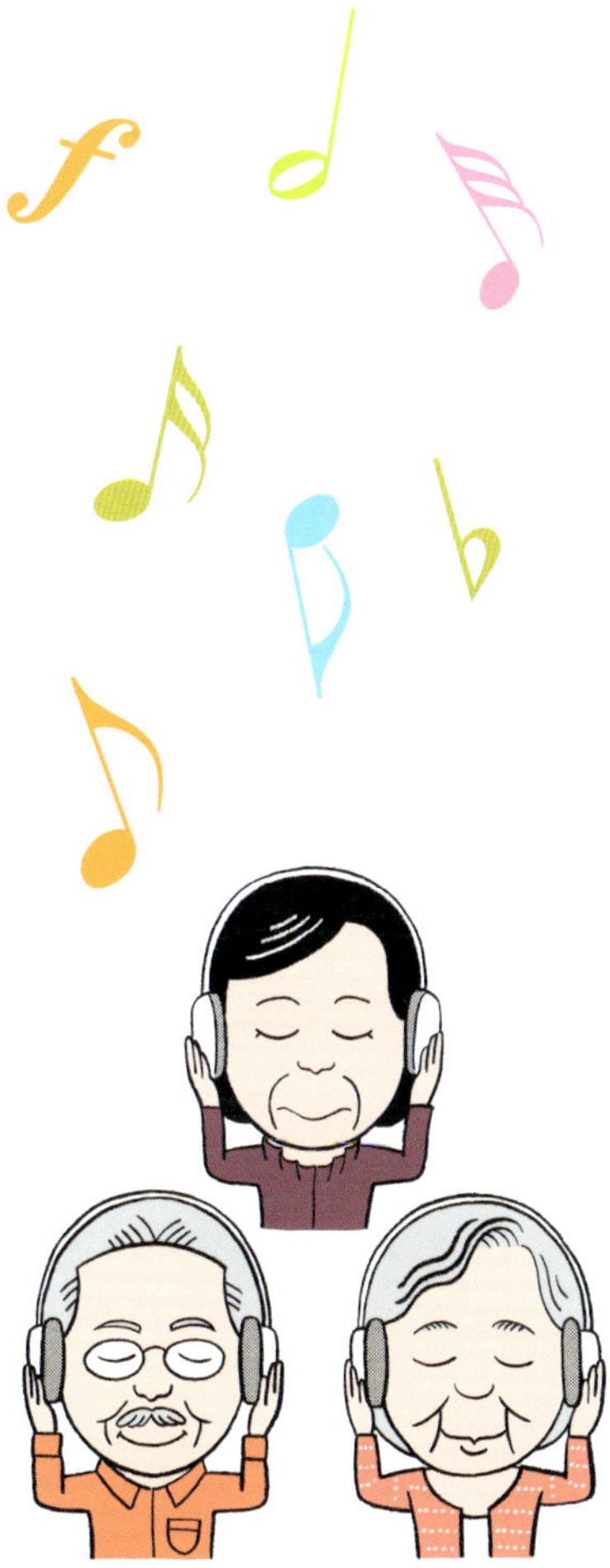

自然の奏でる音色を聞き、脳内旅行に出かけよう

リラックス効果をもたらす「１／ｆゆらぎ」を持つのは、小川のせせらぎや鳥のさえずりなど、自然の音色だけではありません。具体的な曲目、例えばモーツアルトの作曲する音楽にも、そのゆらぎが存在すると言われます。

それでも私は、本書のＣＤは自然の奏でる音色にこだわろうと思いました。

なぜなら、その音色は、**私たちそれぞれの記憶に眠る懐かしく愛しい風景や、楽しかった時間などを、より鮮やかに思い出させてくれる**と思ったからです。

ヒグラシの鳴く声、里山に流れる小川のせせらぎを聞けば、田舎で過ごした夏休みの終わりを思い出し、ウグイスのさえずりが耳に届けば、新生活の訪れに胸が高鳴った、いつかの春の気持ちをもう一度味わえる。また、思い出だけではありません。南の島の波の音を耳にして目を閉じればリゾート地に訪れたような気持ちにさえな

れるかもしれません。そんな**心躍る楽しい想像がリラックス気分をより高めてくれる**のです。

私は、自然あふれる場所に旅行に行くと、毎回自分のカメラの動画機能を使って、そこの場所ならではの「自然の音」を風景とともに撮影しています。そこで過ごした楽しい時間を思い出しながら、その動画を眺めるのも、余暇の楽しみの一つ。ぜひみなさんも、お試しくださいね。

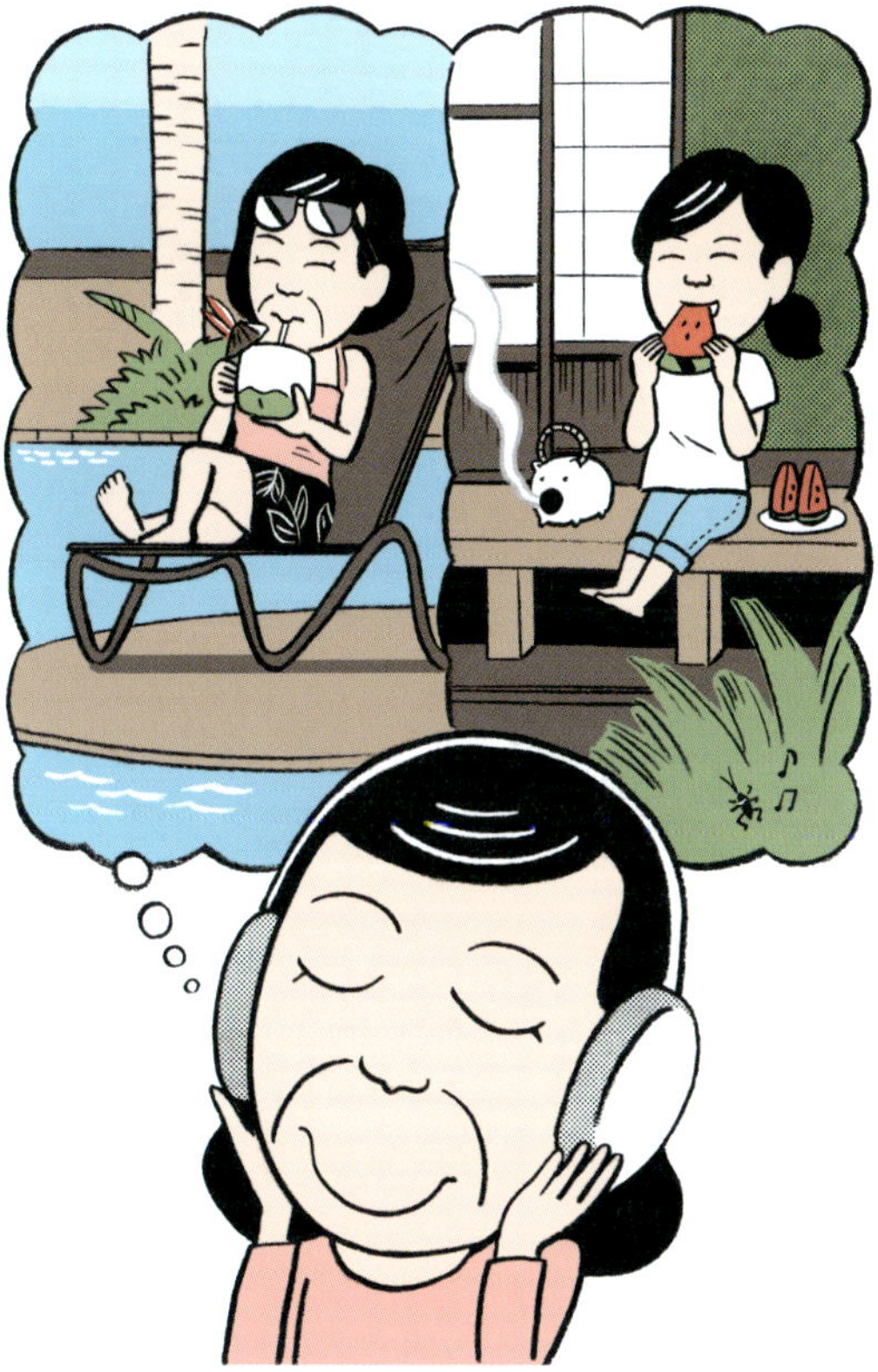

呼吸の持つ驚きの効果
「深呼吸」で血圧が下がる

目を閉じてＣＤを聞いていると、呼吸もゆったりと深く、整ってくることに気づくでしょう。この、呼吸が体に及ぼす影響の大きさはあなどれません。なんと、**深呼吸をするだけで30～40mmHg、血圧がダウンするのです**。それはなぜか?

私たちの脳内では、交感神経の中枢と、呼吸をつかさどる呼吸中枢は近い位置にあり、互いに影響を与えあっています。そのため、**深呼吸をして呼吸中枢の緊張がゆるむと、近くにある交感神経の中枢もほぐれるため、血圧低下につながる**のです。また、深呼吸で肺がふくらむと、「プロスタグランディン」という降圧物質が分泌されます。こちらは、血管拡張作用や血栓予防の働きがあります。また、ゆっくり息をはくことによって心拍出量が調整され、血圧が下がります。

より効果を高めるには「ゆっくりと腹式呼吸」がおすすめです。鼻から吸い込んだ空気を胸ではなくお腹に入れるように意識しましょう。そのとき、頭の中でＣＤの音色そのままの美しい自然の風景を思い浮かべるとより効果的です。深呼吸がしにくい環境の場合は、**ただ呼吸をゆっくりめにするだけでも効果があります**。５秒に１回のペースを15秒に１回にするだけでもリラックスできますよ。

呼吸は、どのような環境でも自分でコントロールできるもの。ぜひ、このポイントを覚えておいてください。

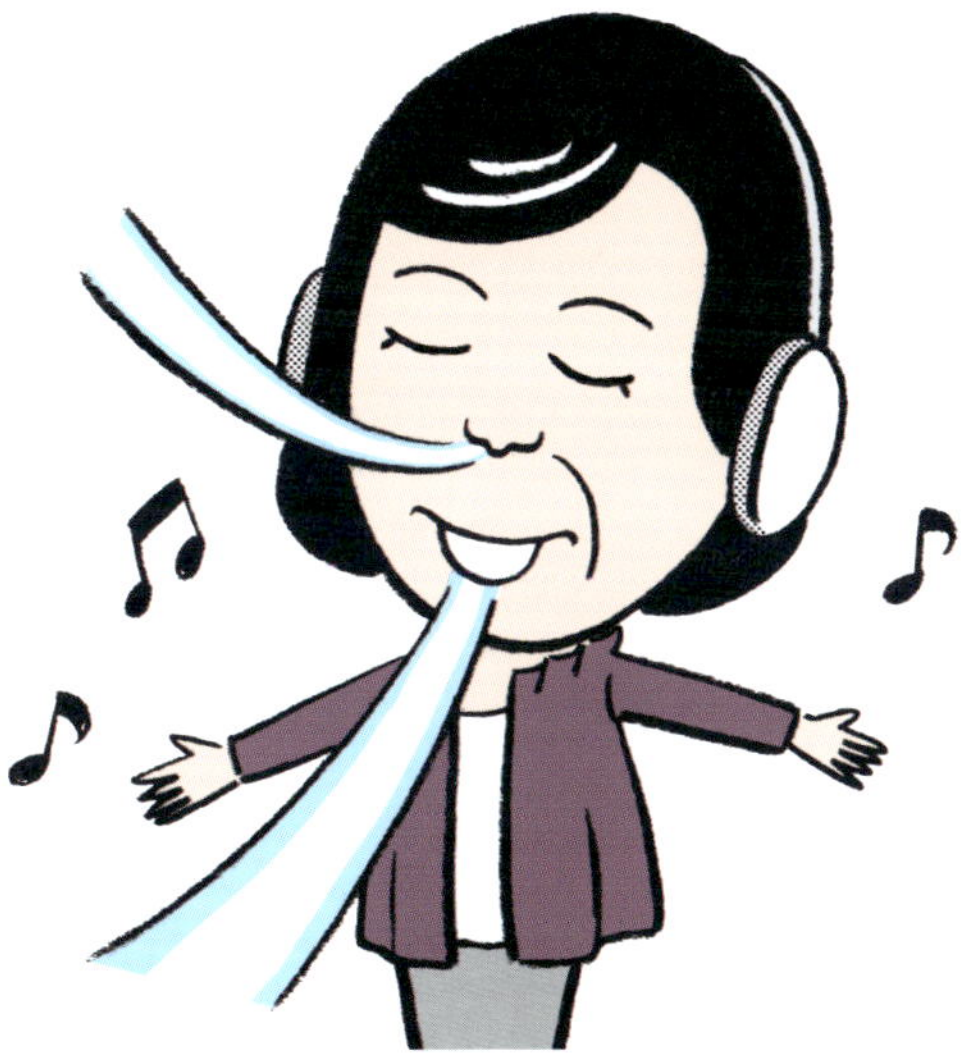

自律神経のバランスを整えて イキイキとした毎日を過ごそう

先にお伝えしたように、自律神経は体の器官や組織をコントロールする働きがあります。そして、交感神経は、それらの機能を亢進《こうしん》させ、副交感神経は、それらの機能を緩やかにする。それゆえ、血圧を安定させるためにも、さらに、体全体の健康を実現するためにも、それら2つのバランスを整えることは欠かせません。

交感神経が優位になりすぎることによる悪影響は、血流や腸内環境の悪化、そして免疫力の低下など、昨今メディア等でたびたび語られるため、すでにご存知の方も多いかもしれませんね。ですので「じゃあ、常に副交感神経が優位なら、血圧にとっても体全体にとっても良いのでは？」と思われるでしょうか？　しかし、それは違います。

そもそも、**自律神経は1日の間でリズムを持って動いています**。活動をはじめる

●この本をどこでお知りになりましたか?(複数回答可)

1. 書店で実物を見て　　2. 知人にすすめられて

3. テレビで観た(番組名:　　)

4. ラジオで聴いた(番組名:　　)

5. 新聞・雑誌の書評や記事(紙・誌名:　　)

6. インターネットで(具体的に:　　)

7. 新聞広告(　　新聞)　　8. その他(　　)

●購入された動機は何ですか?(複数回答可)

1. タイトルにひかれた　　2. テーマに興味をもった

3. 装丁・デザインにひかれた　　4. 広告や書評にひかれた

5. その他(　　)

●この本で特に良かったページはありますか?

[　　]

●最近気になる人や話題はありますか?

[　　]

●この本についてのご意見・ご感想をお書きください。

[　　]

以上となります。ご協力ありがとうございました。

お手数ですが
切手を
お貼りください

郵便はがき

1 5 0 - 8 4 8 2

東京都渋谷区恵比寿4-4-9
えびす大黒ビル
ワニブックス 書籍編集部

お買い求めいただいた本のタイトル

本書をお買い上げいただきまして、誠にありがとうございます。
本アンケートにお答えいただけたら幸いです。
ご返信いただいた方の中から、
抽選で毎月5名様に図書カード(1000円分)をプレゼントします。

ご住所 〒

TEL(　　　-　　　-　　　)

(ふりがな)
お名前

ご職業

年齢　　　歳

性別　男・女

いただいたご感想を、新聞広告などに匿名で
使用してもよろしいですか?　(はい・いいえ)

※ご記入いただいた「個人情報」は、許可なく他の目的で使用することはありません。
※いただいたご感想は、一部内容を改変させていただく可能性があります。

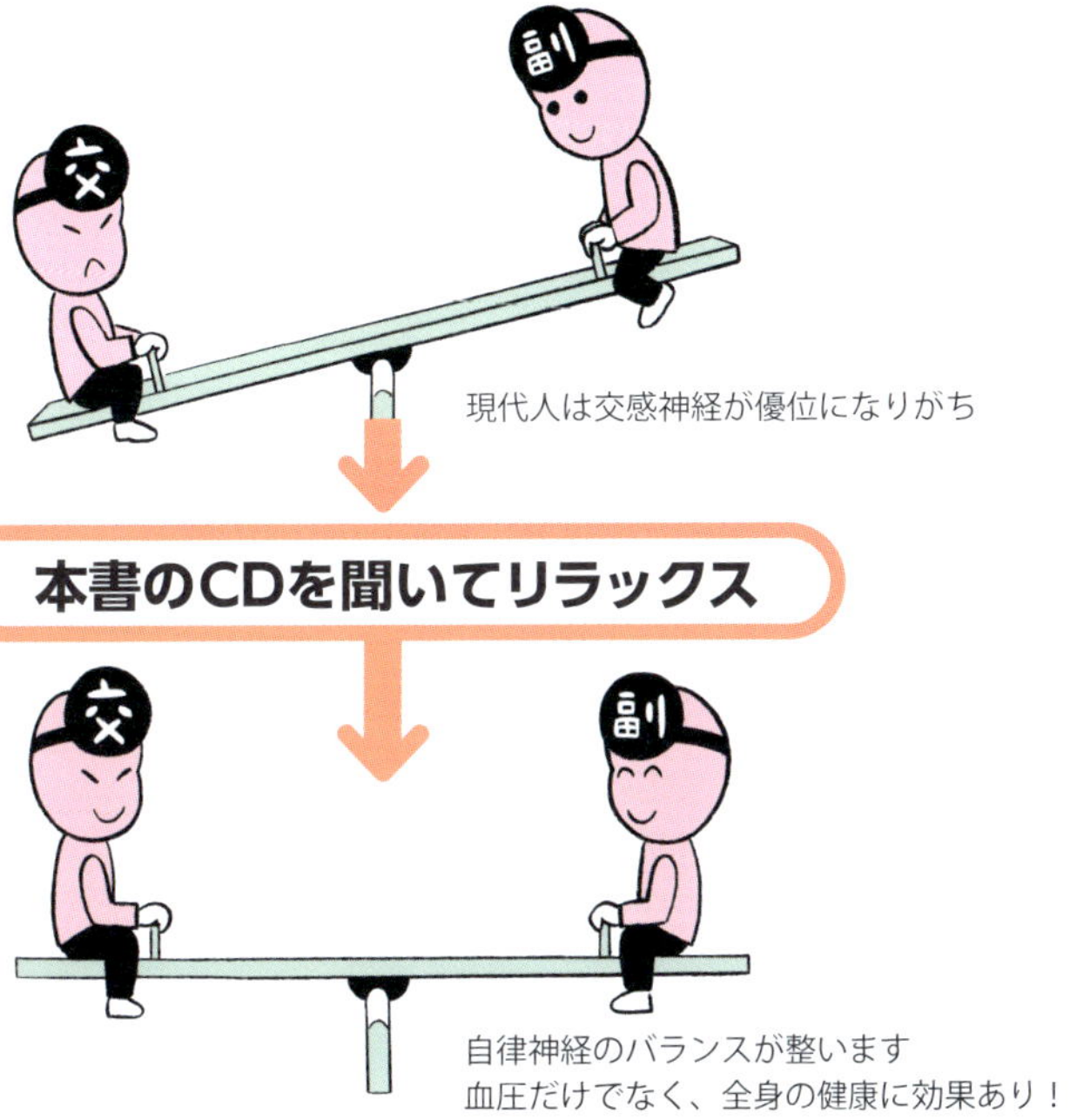
交
副
現代人は交感神経が優位になりがち
本書のCDを聞いてリラックス
交
副
自律神経のバランスが整います
血圧だけでなく、全身の健康に効果あり！

朝は「交感神経」が上がりはじめ（朝に血圧が高いのはこのためでもあります）、日中をピークに下降します。一方の「副交感神経」は昼過ぎから上がりはじめて、休息する夜に向かって高まり、睡眠中の夜中にピークを迎え、朝に向かって下降していきます。

　リラックスはもちろん大切ですが、**メリハリをつけて意欲的な毎日を送ることは「生きること」そのもの**です。大切なのはバランスで、本書のCDはそのバランスを整えてくれます。リラックスする時間を持つからこそ、またイキイキと日々の生活を楽しめるのでしょう。お分かりいただけたでしょうか？

CDの効果を
実際に検証しました

私の外来に訪れる高血圧の男女７名を対象に本書のCDを聞くことで血圧やリラックス度にどのような変化があるのか、その効果を検証しました。その結果、CDを聞いた前後で明らかに血圧の下降やリラックス度の向上が見られ、さらに継続的に聞くことで通常時の血圧も徐々に下降することが分かりました。

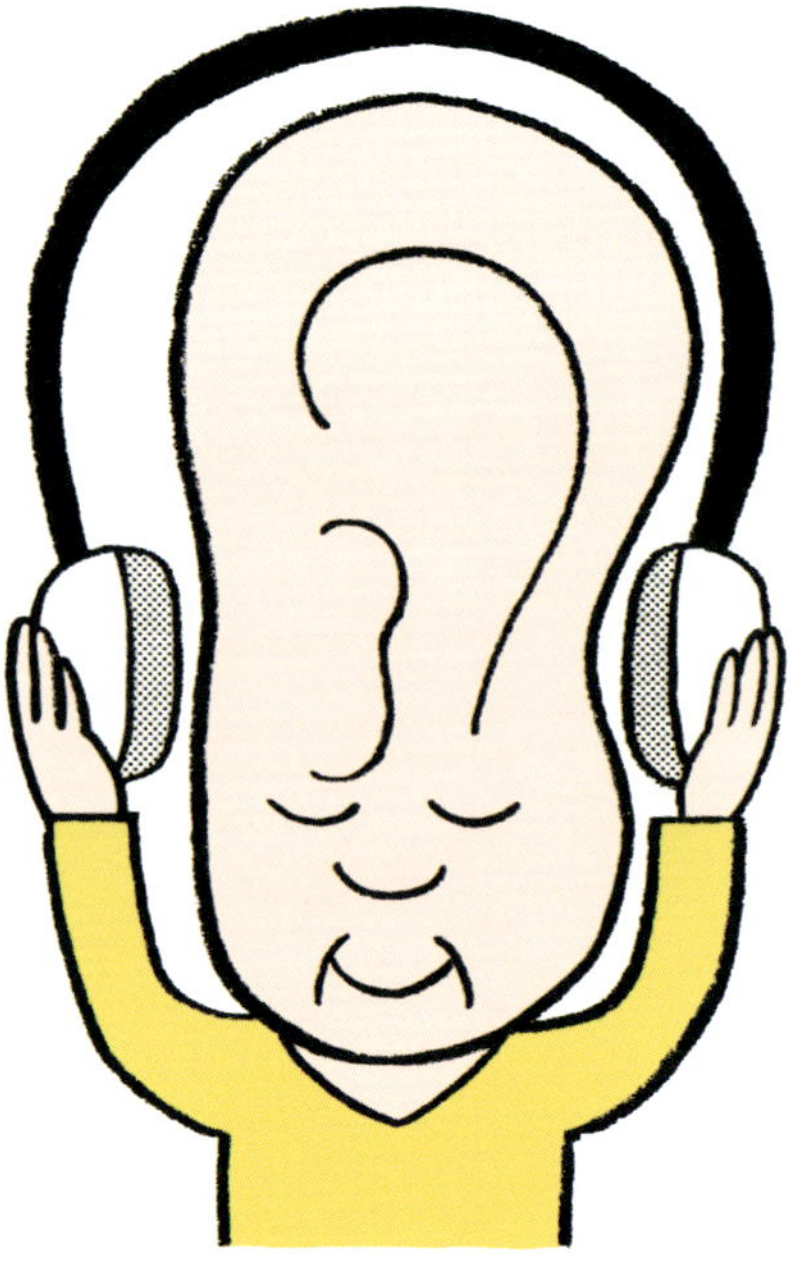

CD の効果検証方法について

●対象はストレスが多いと自覚している外来通院中の高血圧患者で、45 歳〜70 歳の男女 7 名（男性 1 名・女性 6 名、平均年齢は 60.0±10.0 歳）。検討期間は平成 28 年 9 月 1 日〜12 月 30 日である。

〈効果測定の条件〉

- ●1 日にできるだけ 2 回以上、1 回につき「4 分 ×3 曲」の聞く時間を設定
- ●できるだけ 1 週間以上、連続して聞く
- ●聞く際にはなるべく静かな環境を選び、できるだけイヤホン等を使用

〈効果測定の手順〉

①CDを聞く前後で血圧を測定。いずれも2 回測り、その平均値を記録

②毎回、聞く前後で「ストレス／リラックス度合い」をチェック。測定方法にはビジュアルアナログスケール（VAS）を使用。10cm の直線上に「ストレス／リラックス」の程度と思われる部位に × 印をつけてもらい、その距離を測定し、数値でとして表現（スコア化）します。

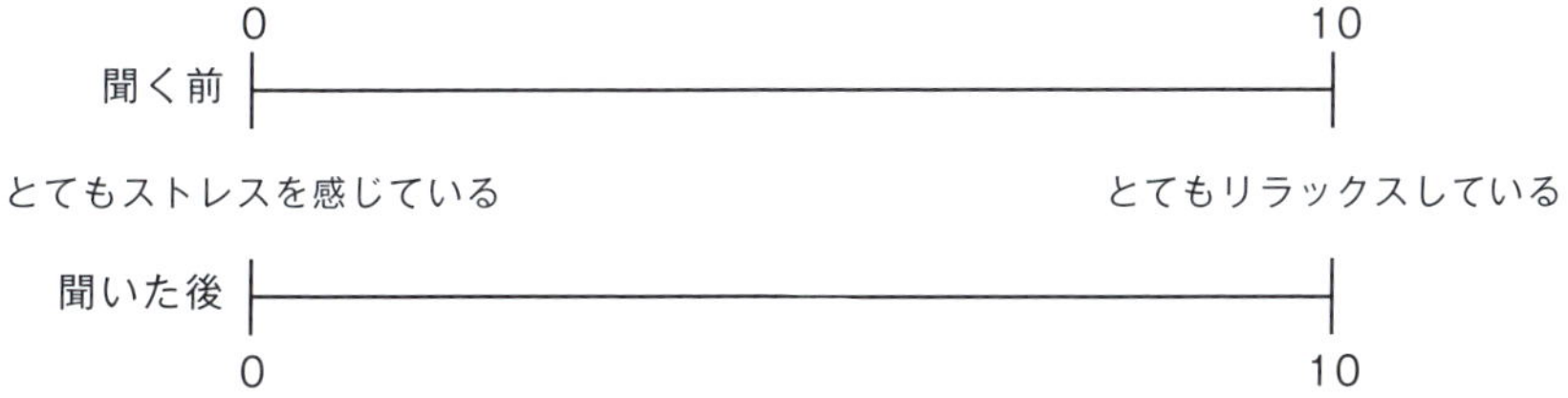

※上記は実際は 10 ㎝のスケールで測定します

CDに収録の自然環境音による収縮期血圧の変化 (mmHg)

7人がそれぞれ複数回実施した平均値をグラフ化

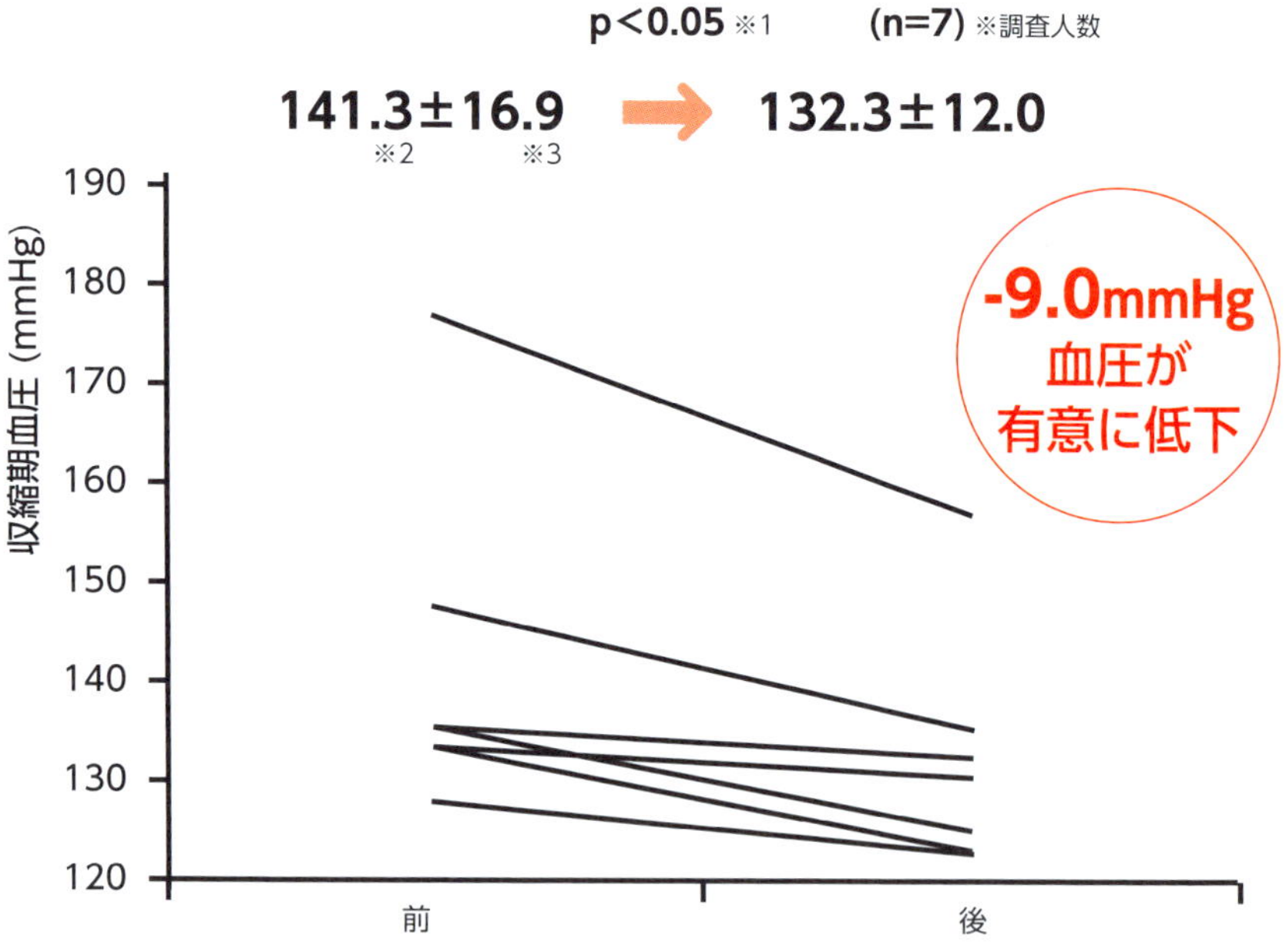

※1　有意差（統計上、ある事象が起こる確率が偶然とは考えにくい［有意である］と判断する基準となる確率）。0.05未満が良しとされる。
※2　7名の平均値
※3　標準偏差。データの散らばり具合を示す数値

© Yoshihiko Watanabe

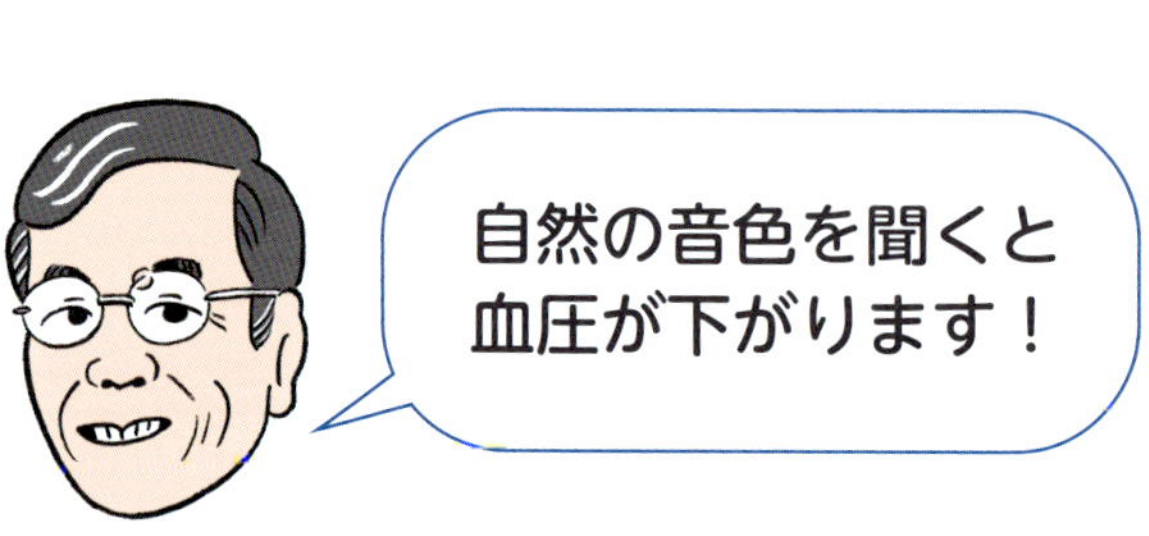

CDに収録の自然環境音による リラックス度の変化(VAS法による)

7人がそれぞれ複数回実施した平均値をグラフ化

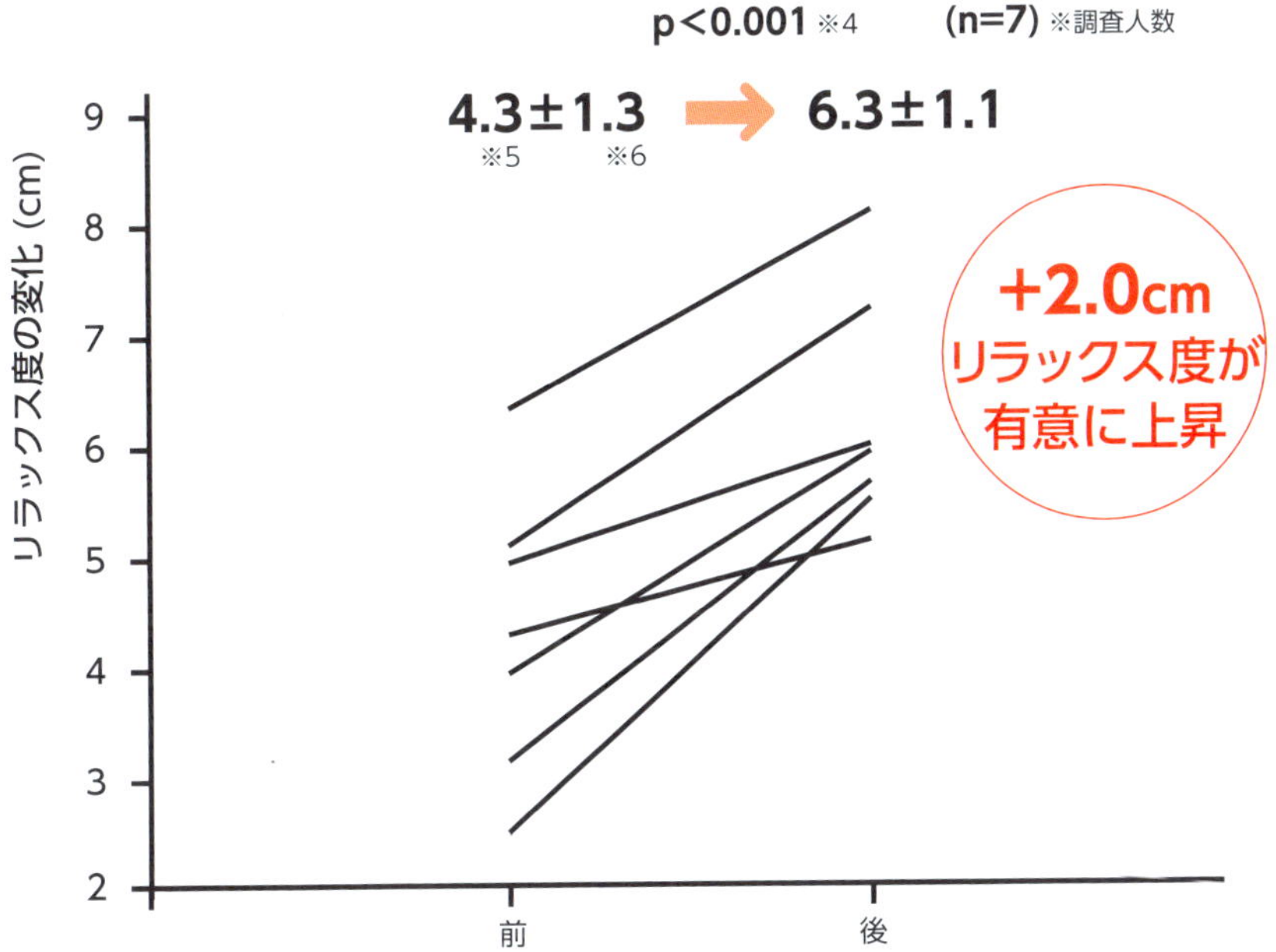

※4 有意差（統計上、ある事象が起こる確率が偶然とは考えにくい［有意である］と判断する基準となる確率）。0.05未満が良しとされる。

※5 7名の平均値

※6 標準偏差。データの散らばり具合を示す数値

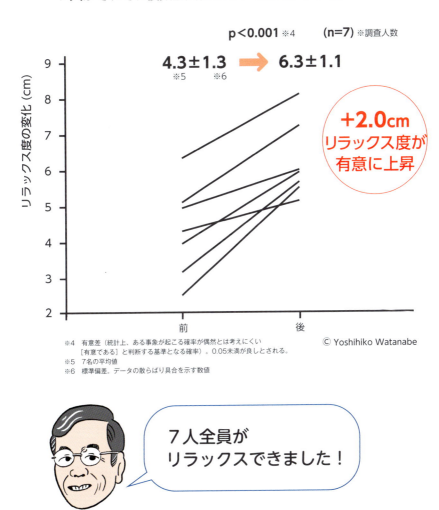

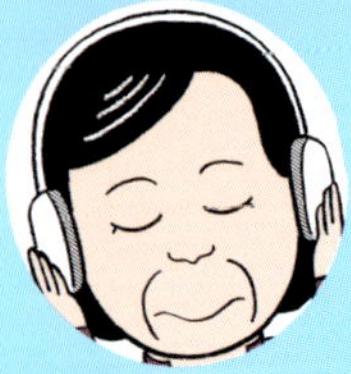

CDの効果を実感！みなさんの感想

高血圧に悩む患者のみなさん、それぞれに確かなリラックス効果を感じられたそうです。

岡崎義明さん

67歳 男性

CDを聞いた回数・期間

1日2回
(朝・昼)
6日間

日常的に「リラックスして過ごせる時間」が増えたと実感！

1日15分、CDを聞く時間を設けるようになって、聞いているときだけでなく日常生活のなかでも、リラックスした気分で過ごせる時間が増えたことを実感しました。新しい習慣はなかなか身につかないもので、私も最初は聞くことを忘れそうになりましたが、「必ず午前と午後に聞こう！」と決めることで継続できましたね。

伊藤裕子さん

62歳 女性

CDを聞いた回数・期間

1日2~3回
(朝・昼・夜)
13日間

朝に聞くと「今日も頑張ろう」と前向きな気持ちに。

最初は朝の家事の合間に聞こうとして集中できなかったり、雑念が入って落ち着かなかったりしましたが、徐々に慣れてきて、頭をからっぽにして音楽に身を委ねられるように。すると心が落ち着いたり、ポジティブな気持ちになったりと、いい効果を得られるようになりました。血圧の安定も期待できそうです。

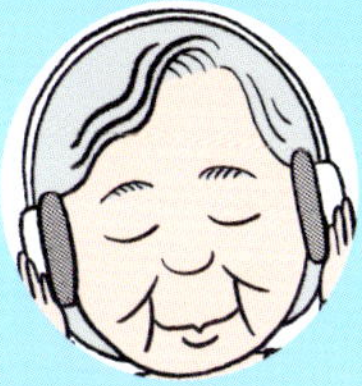 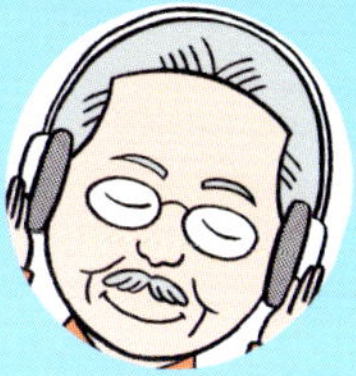

相川三千子さん

69歳 女性

CDを聞いた回数・期間

1日2~3回
(朝・昼・夜)
14日間

以前訪れた自然の風景を思い出して心が安らぎました。

鳥のさえずりや川のせせらぎがこんなに心地いいなんて。自然は本当にすごいですね。CDを聞いていると、以前訪れた白神山地の景色が頭に浮かんできたりして、心安らぐ時間を過ごすことができます。家事をしているときも「これが終わったらCDが聞ける」と思うと、とても楽しみな気持ちになりました。

山川由実子さん

59歳 女性

CDを聞いた回数・期間

1日2~3回
(朝・昼・夜)
15日間

嫌なことがあったときもCDを聞くとモヤモヤが晴れました。

嫌なことがあったときも、このCDを聞く15分の間に気持ちが落ち着いてきて、モヤモヤが晴れてきました。聞いた後、すぐに動き出さずにしばらく静かに目を閉じたままでいると、無心になってまどろんできます。なんともいえず穏やかな気持ちです。私にとってはこの静かな時間が大切のようです。

CDを効果的に聞くために

1日、4分×3曲
1～3回
(朝、昼、就寝前)

＊1日1回のみの場合は就寝前がおすすめです。

- 仰向けに寝たり、椅子にゆったり腰掛けたりして、リラックスする。
- なるべく楽な衣服を着用する。
- 部屋はなるべく暗くする。

大切なのは自ら意識的に「聞く時間」を設けようとすることです。次々に訪れる予定や、周囲の人に流されるままに過ごしていては、知らず知らずのうちにストレスがたまってしまい、血圧に悪影響です。CDを聞く数分は、自分をいたわる、自分のためだけの時間。あなたの時間を、あなたの元に取り戻してくださいね。

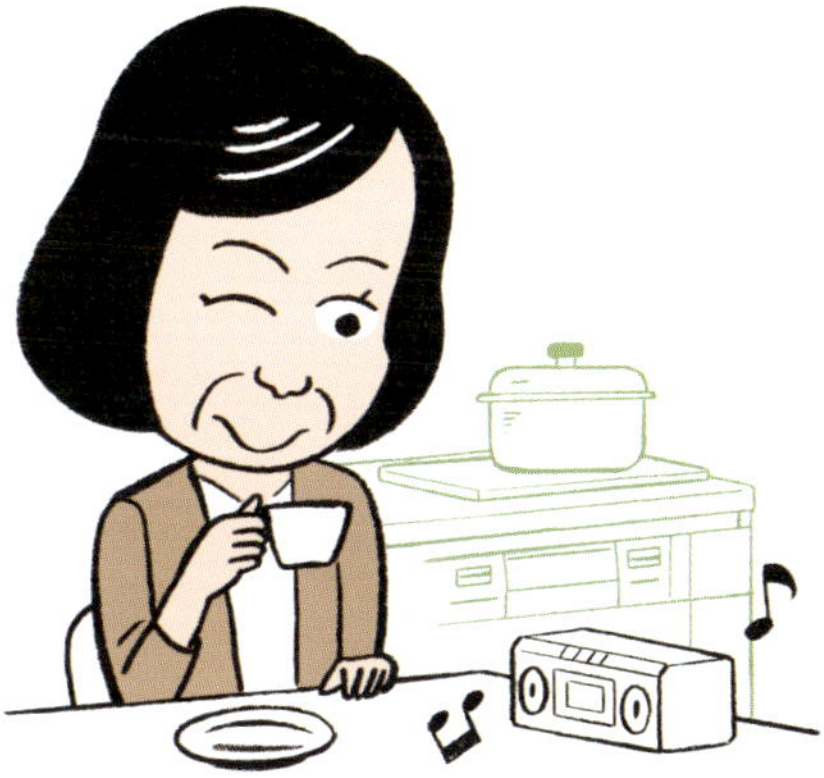

家事の合間に一息ついて

朝から晩まで家事には終わりがありません。
だからこそ、1 つの家事が終わったら
意識的に一区切りの時間を作りましょう。

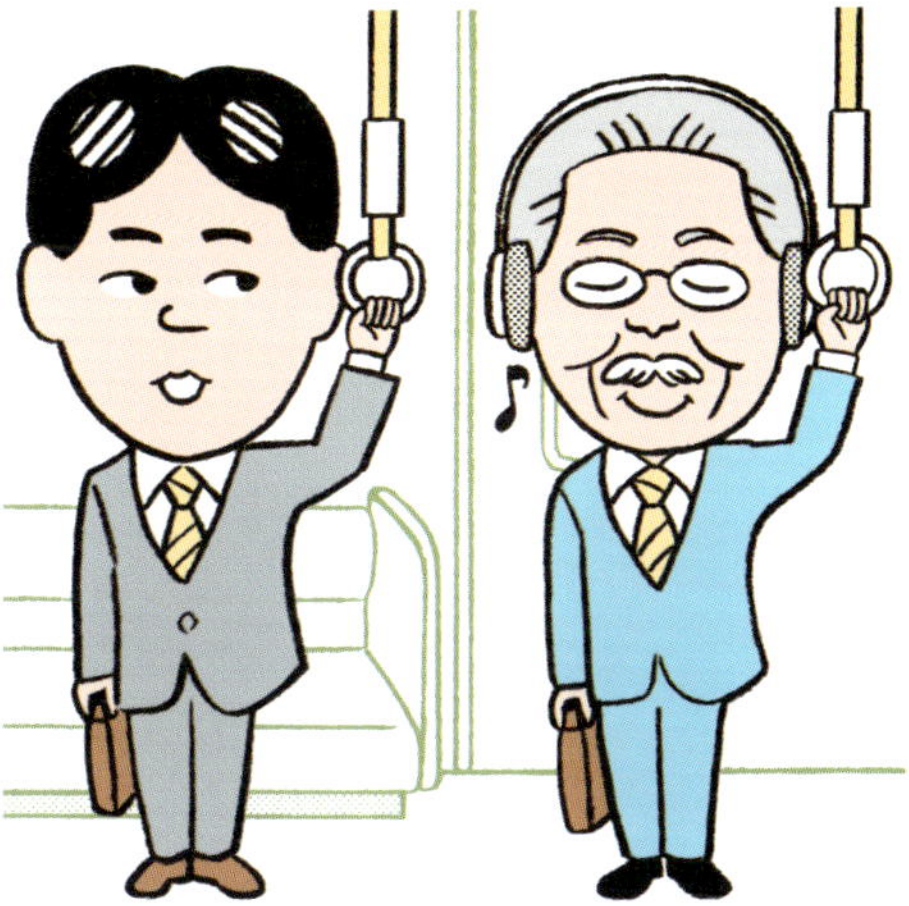

通勤中に電車の中で

ストレス過多な満員電車で
通う方には特におすすめです。
車で通勤されている方は車内で
鳴らしてもいいですね。

こんなタイミングを利用して聞こう

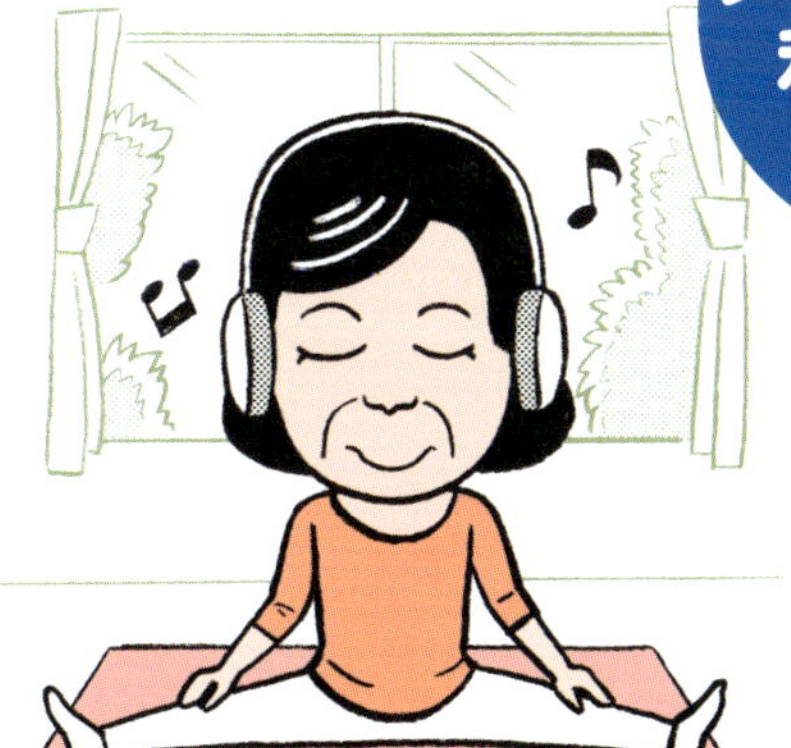

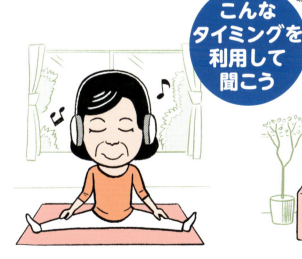

ストレッチをしながら

起床後や就寝前のストレッチ習慣の
ある方はぜひ併用を。
CD でリラックスしながらストレッチで
血行も促進でき、降圧効果アップです。

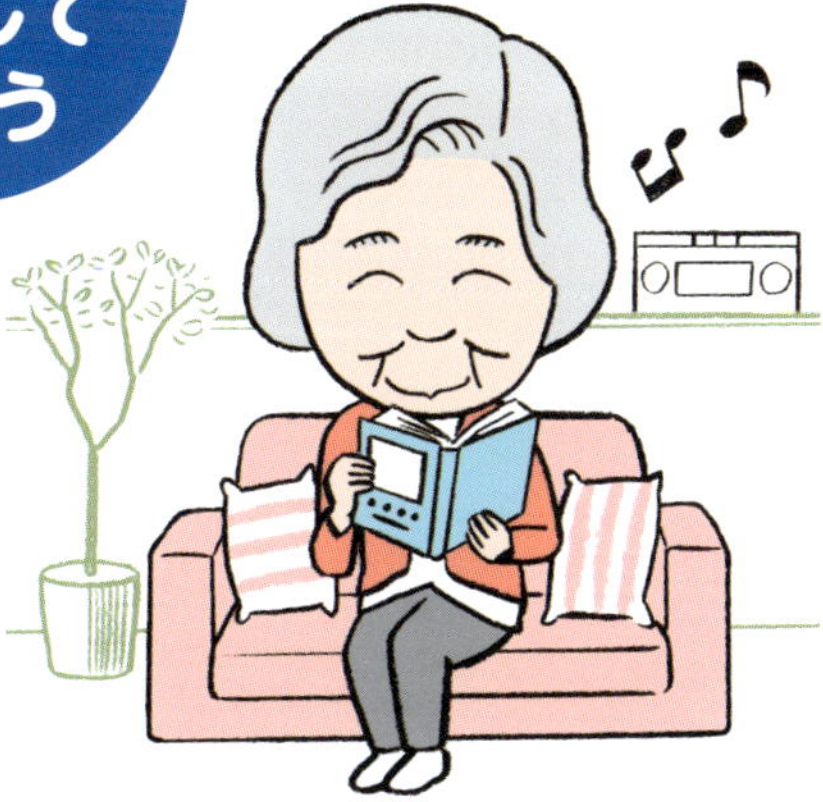

読書中に「ながら聞き」

なかなか集中して聞く時間がない
という方は、読書や他の仕事を
しながらでも効果を期待できます。
定期的に続けることが大切です。

CD収録の「自然の奏でる音色」のご紹介

1 南国の鳥たち

舞台は、のんびりとした時間の流れる、南の島。ヤシの木陰で横になる。寄せては返す波の音、のどかに鳴く鳥たちの声に身を委ね、つかの間日常を忘れてバケーション気分を味わってください。

2 カッコウとウグイス

はっきりと通るウグイスの声が耳に届けば、「春の訪れ」に感じる気持ちの高まりが胸いっぱいに広がります。遠くに響くのはカッコウのさえずり。穏やかな気持ちでリラックスしてください。

3 風吹く草原

いつか見た緑の草原、その日、頬で感じたさわやかな風が、ありありとよみがえります。ディーゼル列車が線路の枕木を踏む音も、旅情をかきたてます。目を閉じて、脳内旅行を楽しんでください。

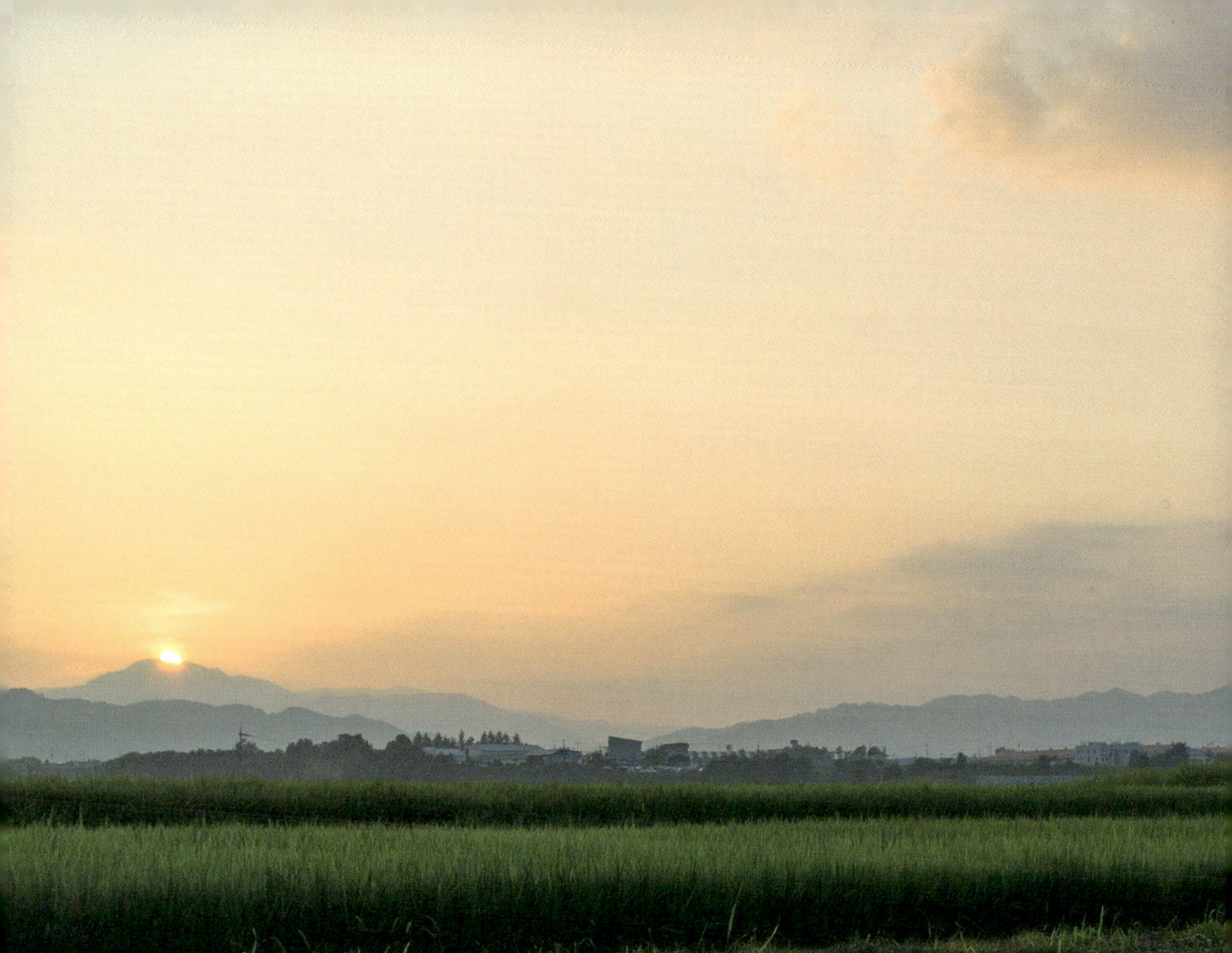

4 里山の湧水

名もない里山の風景は、誰もが「思い出の１ページ」として大切に持つのではないでしょうか。清らかな湧水の奏でる音は、耳を通して体全体にやさしく染みわたるようです。

5 野鳥のコーラス

森に住む野鳥たちのさえずりが重なり合い、美しいコーラスに。生命力あふれる鳴き声は、１日のはじまり、朝一番に聞いてみてはいかがでしょうか。

6 水辺の鳥

緑深い夏の森を分け入って進むと、急に視界が開けてそこにはとうとうと落ちる滝が。水際では鳥たちが元気に飛び回っている…そんないつかの夏の風景がはっきりと思い浮かぶようです。

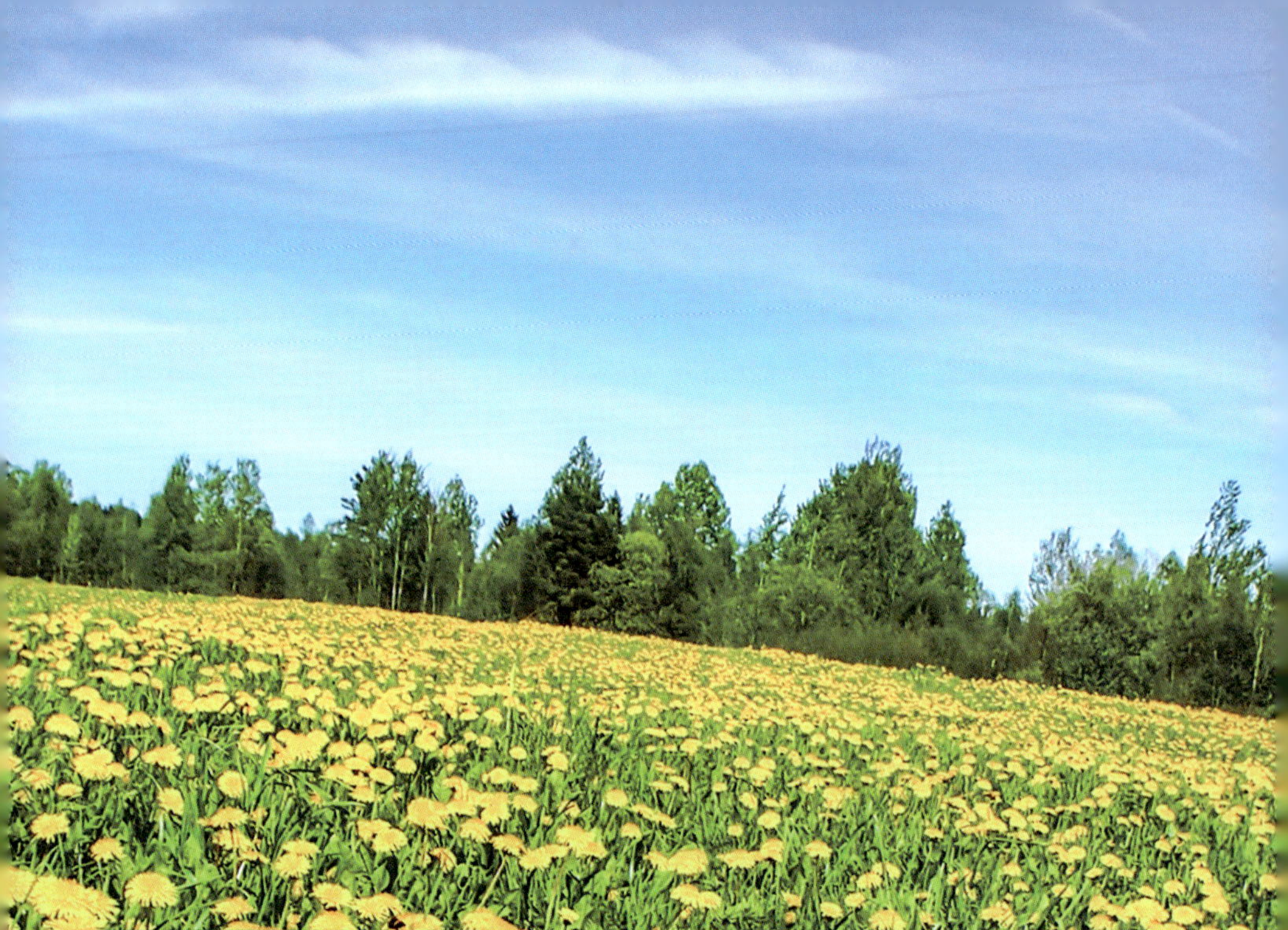

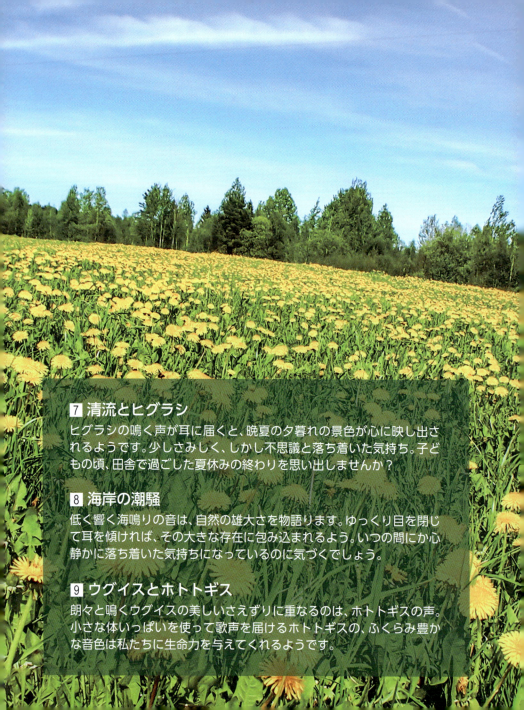

7 清流とヒグラシ

ヒグラシの鳴く声が耳に届くと、晩夏の夕暮れの景色が心に映し出されるようです。少しさみしく、しかし不思議と落ち着いた気持ち。子どもの頃、田舎で過ごした夏休みの終わりを思い出しませんか？

8 海岸の潮騒

低く響く海鳴りの音は、自然の雄大さを物語ります。ゆっくり目を閉じて耳を傾ければ、その大きな存在に包み込まれるよう。いつの間にか心静かに落ち着いた気持ちになっているのに気づくでしょう。

9 ウグイスとホトトギス

朗々と鳴くウグイスの美しいさえずりに重なるのは、ホトトギスの声。小さな体いっぱいを使って歌声を届けるホトトギスの、ふくらみ豊かな音色は私たちに生命力を与えてくれるようです。

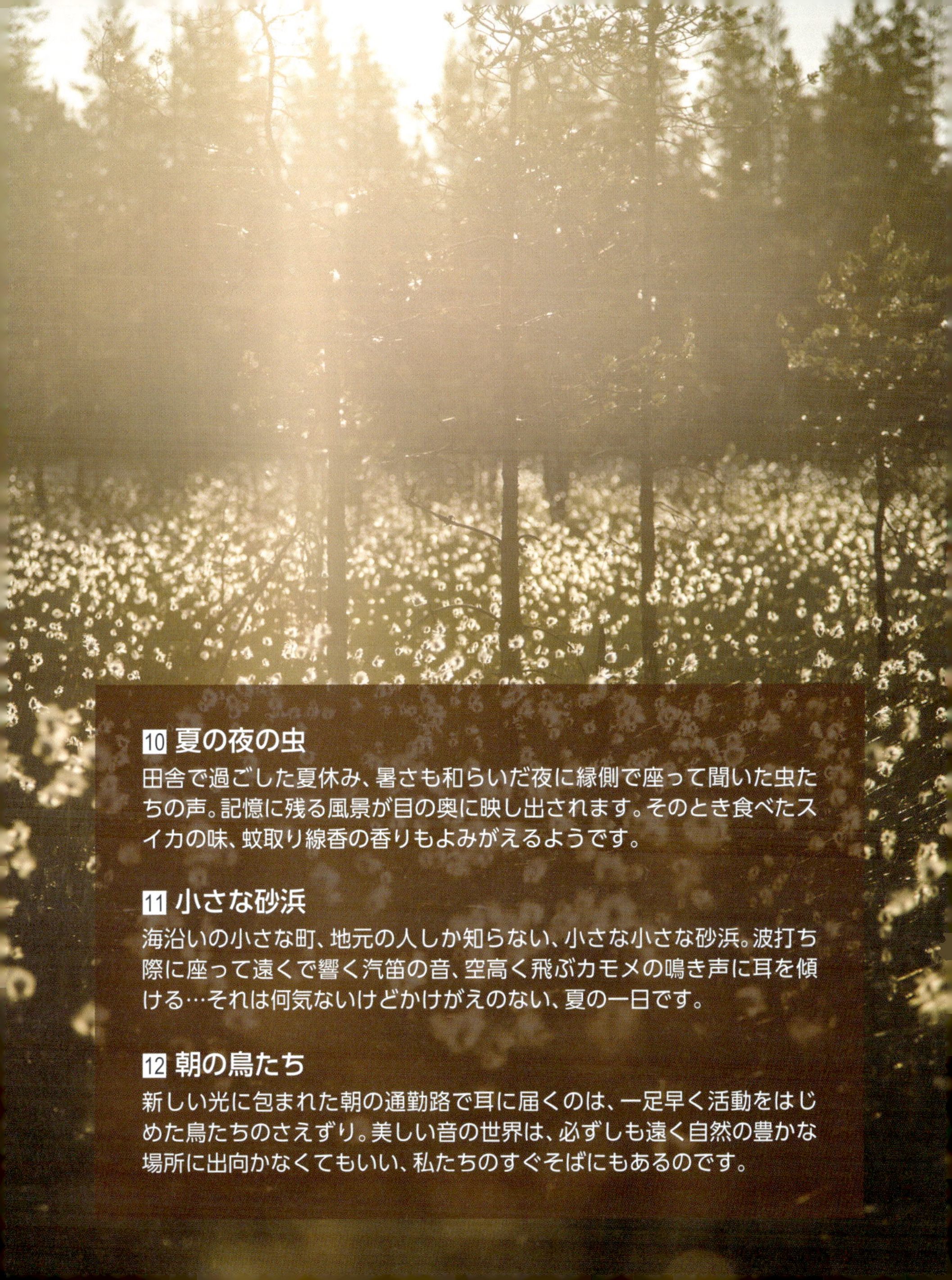

10 夏の夜の虫

田舎で過ごした夏休み、暑さも和らいだ夜に縁側で座って聞いた虫たちの声。記憶に残る風景が目の奥に映し出されます。そのとき食べたスイカの味、蚊取り線香の香りもよみがえるようです。

11 小さな砂浜

海沿いの小さな町、地元の人しか知らない、小さな小さな砂浜。波打ち際に座って遠くで響く汽笛の音、空高く飛ぶカモメの鳴き声に耳を傾ける…それは何気ないけどかけがえのない、夏の一日です。

12 朝の鳥たち

新しい光に包まれた朝の通勤路で耳に届くのは、一足早く活動をはじめた鳥たちのさえずり。美しい音の世界は、必ずしも遠く自然の豊かな場所に出向かなくてもいい、私たちのすぐそばにもあるのです。

体内リズムの不思議

音楽にリズムがあるように、私たちの体内にもリズムがあります。血圧、脈拍数、ホルモン、体温などには昼間高く、夜低くなる１日のリズムがあります。このリズムを調整するのが、私たちの体内時計。これは 24 時間より少し長い約 25 時間に近い周期です。つまり、私たちが日常使っている時計と少しずれているのです。ですが、私たちは体内時計と実際の時計とのずれを調節する特殊能力を持っているため、そのずれによって体調を崩すことはありません。

しかし現代社会は光や音にあふれ、夜中まで明るい場所で生活している私たち。このような状況下で登場した現代病があります。それが、「睡眠相遅延症候群」です。この病気では、いわば日本にいながらロンドンで生活しているかのような体のリズムを示します。午前３時を過ぎても寝られず、朝も起きられないという不眠症の一種で、体内時計が昼夜逆転してしまう病気です。私も以前この病気にかかり、朝４時半になっても寝られず、職場に行くのが困難で遅刻ばかりしていました。

幸い 10 ヶ月後のある日、あまりに疲れて早く寝た翌日に、この病気は治りました。これは、深夜まで仕事や勉強をしているとかかる病気です。体内リズムも音楽と同じように綺麗なハーモニーを保たないと、体に変調を来すのです。現代人はこのハーモニーを壊しがちなので、生活のリズムには気をつけましょう。あっ、もうこんな時間！　つい仕事に夢中になって午前０時を回ってしまいました。もう寝ます。それではみなさんも、生活のハーモニーを壊さないよう、早めにおやすみください。

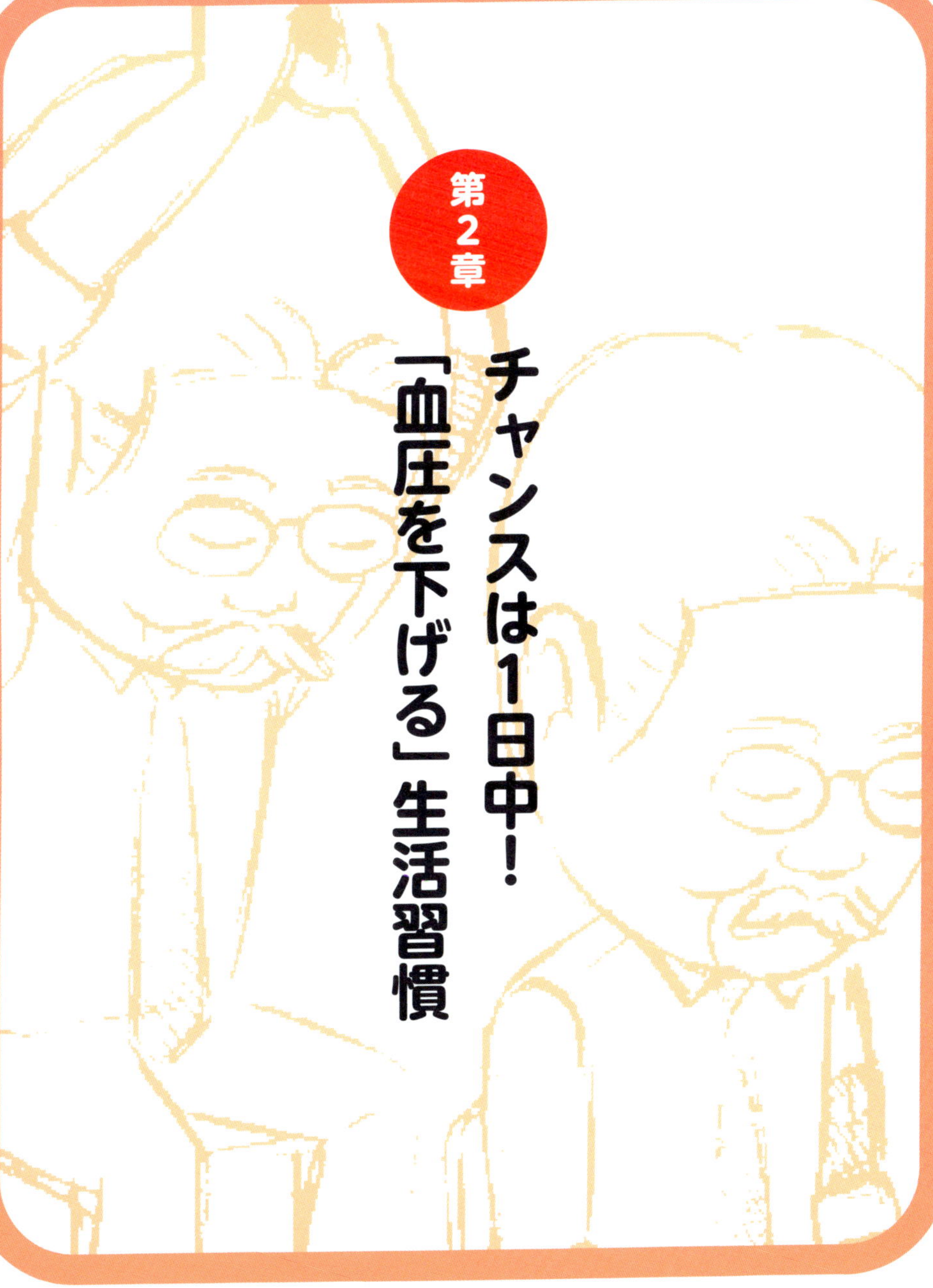

第2章

チャンスは1日中！
「血圧を下げる」生活習慣

あらためて「高血圧」って？ 知っておきたい降圧の基本

まずは、おさらいしましょう。そもそも血圧とは心臓の鼓動によって血管に加わる力のことです。心臓が縮まるとその圧力で血液が送り出され、同時に血圧は高くなります。そして、心臓が緩むと血圧は低くなります。血圧値は上、下で測りますが、上とは心臓が縮まったときの血圧、下とは緩んだときの血圧ですね。

その血圧が「高い」と診断される数値は、**一般的には日本高血圧学会が提唱する、上が１４０mmHg以上、下が90mmHg以上**。最近のメディアでは諸説報じられますが、これは、**心肥大や心筋梗塞、脳卒中などの発症リスクを疫学的に研究して出された根拠のある数字**ですので、高血圧の方は、この数値を参考にしてください。（血圧値の分類の詳細は左ページ下の表）

降圧の基本は①減塩、②運動、③減量

このCDを聞いて、自律神経に働きかけるだけでも効果は期待できますが、さらに「降圧」へ意欲的な方々のために、降圧の3大メソッドをお伝えしましょう。それが、**①減塩、②運動、③減量（ダイエット）**です。詳しくご説明しましょう。

まずは「減塩」から。みなさんは塩辛いものを食べすぎると喉が渇きますよね。これは、体が増えすぎた塩分を水分で中和しようとしているため。そこで**水をたくさん飲むと、体内の血液量が増加し、必然的に血管にかかる圧力が高まる**。また、**塩分は血管を収縮させる**ため血流も悪くなり、それが原因で血圧が高まるということもあり

成人における血圧値の分類

日本高血圧学会の血圧分類		収縮期血圧 (mmHg)		拡張期血圧 (mmHg)
正常域血圧	至適血圧	<120	かつ	<80
	正常血圧	120～129	かつ／または	80～84
	正常高値血圧	130～139	かつ／または	85～89
高血圧	Ⅰ度高血圧	140～159	かつ／または	90～99
	Ⅱ度高血圧	160～179	かつ／または	100～109
	Ⅲ度高血圧	≧180	かつ／または	≧110
	（孤立性）収縮期高血圧	≧140	かつ	<90

※日本高血圧学会「高血圧治療ガイドライン2014」より

ます。だからこそ、塩分を減らすよう意識することが高血圧の改善にダイレクトにつながるのです。

次に「運動」。運動には血液の粘稠《ねんちゅう》度《ど》を上げるコレステロールや中性脂肪を減らす効果があります。さらに**血管を広げるので、血液の流れを良くすることが期待できます**。

そして最後に、「減量」ですね。こちらに関しては平均体重の方は問題ありません。しかし、肥満だなと自認される方は要注意。太っている方は内臓脂肪が多く、その中に含まれる肥大した脂肪細胞からインスリンを効かなくする物質が出され、結果的にインスリンの量が増えてしまいます。その**インスリンには塩分を体にためこむ働きがあります**。したがって、塩分量が増えて血圧の上昇につながるのです。

これら3つを一気に徹底しようとしても、難しいかもしれません。我慢しすぎてかえってストレスをためると血圧にも影響します。38ページから、日常生活のなかで簡単に取り入れられるコツをまとめましたので、できるものから少しずつ試してみてください。

血圧レコーディングをはじめましょう

　ＣＤを聞きながら、少しずつ生活習慣を改善して降圧に励もうという方に、おすすめしたいことがあります。それが、「血圧レコーディング」です。ぜひ血圧を記録していきましょう。

　ちなみに私は、上腕に装着するタイプの血圧計で24時間３６５日、毎日欠かさず血圧を測っています。１９８７年の８月から計測しはじめて、もう丸30年以上。これだけ続いた理由は、医学者としての探究心はもちろんですが、何よりも測ることが純粋に楽しいのです。ダイエット中にたった１００ｇでも体重が減ればうれしいように、降圧も目で見える成果を追えば、だんだんと楽しくなり、やる気が出てくるものです。ぜひ、毎日のＣＤを聞く時間と合わせて血圧測定を習慣化してみてください。

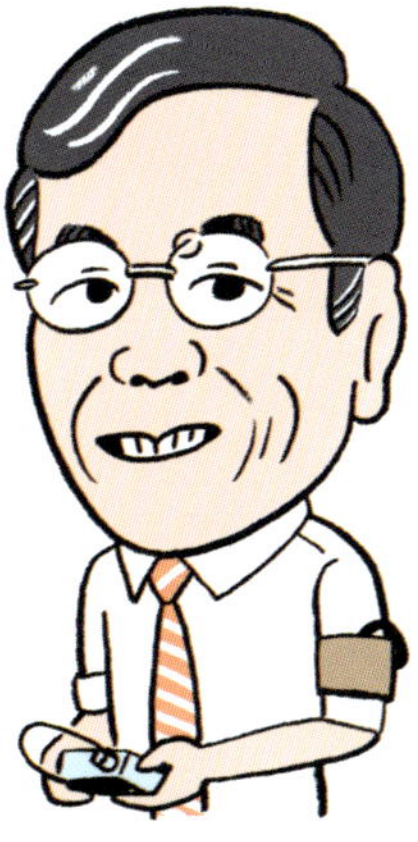

チャンスは1日中！
「血圧を下げる」過ごし方のコツ

朝ごはんは「バナナ」がおすすめ

朝食を抜くと昼食を食べすぎたり、エネルギー吸収率が高まったりと肥満のもと。血圧も安定しません。そこでおすすめがバナナです。バナナにはナトリウムの排泄を促し血圧を安定させるカリウムや食物繊維が豊富。目安は1日1本（100g）です。

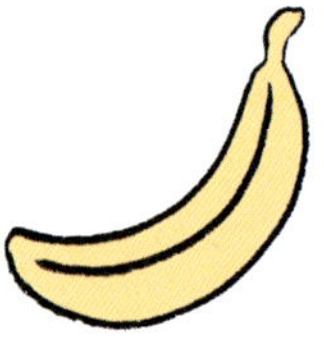

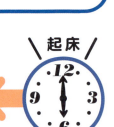

朝の洗顔は「お湯」をチョイス

手が冷水に触れるだけでも血圧は急上昇します。数値でいうと、20～30mmHgも。特に寒い冬の朝は我慢せずにお湯を。

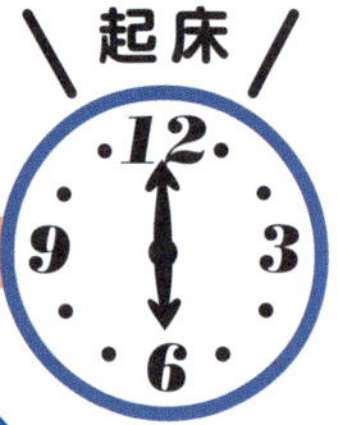

冬の朝、トイレの便座は必ず温めよう

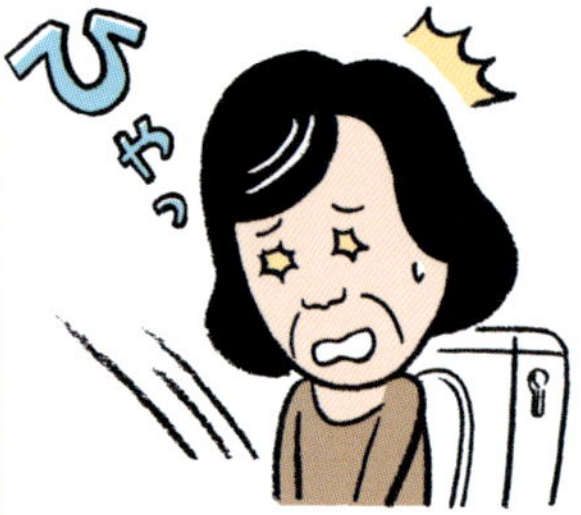

排尿・排便の前後は血圧が急激に変動します。特に血圧高めの男性の場合は「立ち小便」じゃなく「座り小便」がおすすめ。立ち小便では腹圧がかかり一瞬で血圧が上がります。また、冬場のトイレの寒冷対策はどうか万全に。小型の暖房器具を置いたり、便座を温めるなどして工夫しましょう。

ベルトもネクタイも「ゆるめ」が吉

服装選びのポイントは、締め付けずリラックスできるかどうか。ぽっこりお腹を隠そうとベルトで締め付けるなどもってのほか。そんな方は、サスペンダーがおすすめです。また、首の周りには太い動脈が通っているので、キツいワイシャツ、ネクタイもいけませんね。女性の補整下着も要注意ですよ。

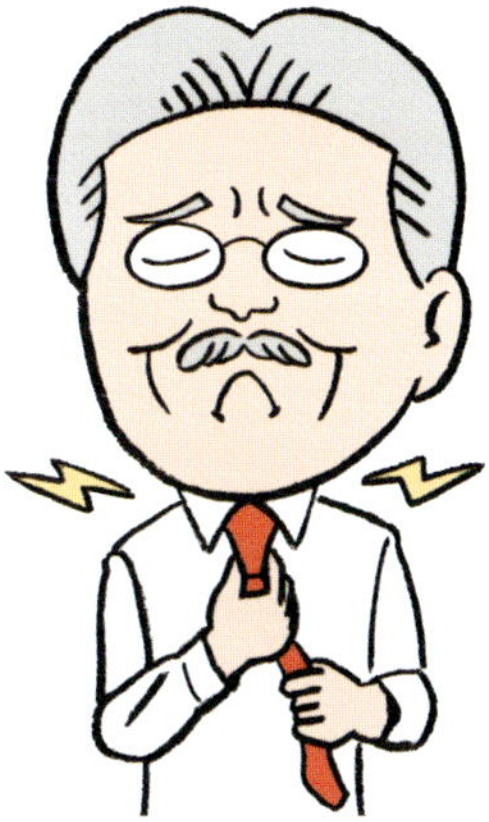

「階段」を活用すれば毎日自然と運動できる

血圧の安定には運動習慣が大事、と分かっているけどなかなか…そんなあなたにおすすめなのが、駅やオフィスでの「階段」活用です。そして「上り」がツライなと思うなら「下り」だけでもOK！

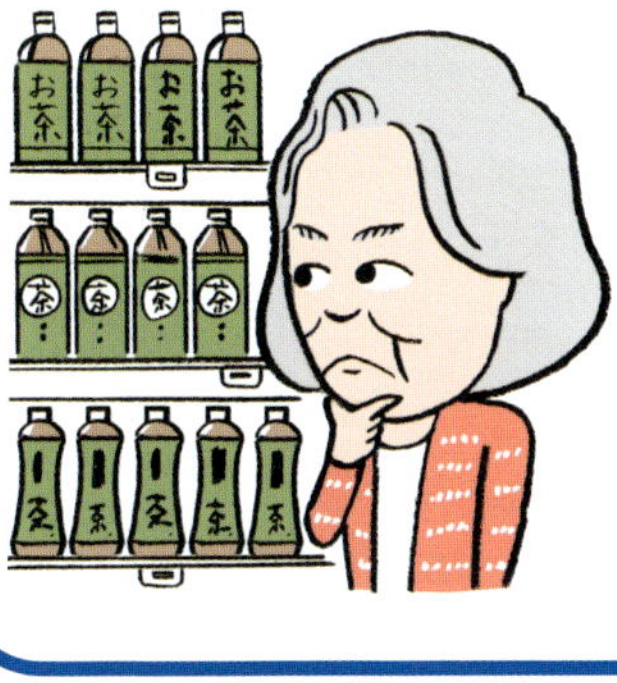

1日1本「マイお茶」を選んで楽しく降圧

オフィスでの飲み物、ついつい自動販売機で砂糖のたっぷり入った缶コーヒーなど選びがちという方には、コンビニで「マイお茶」を購入してから出勤してみては？　緑茶やギャバロン茶、ウーロン茶、杜仲茶などは降圧にも効果的。

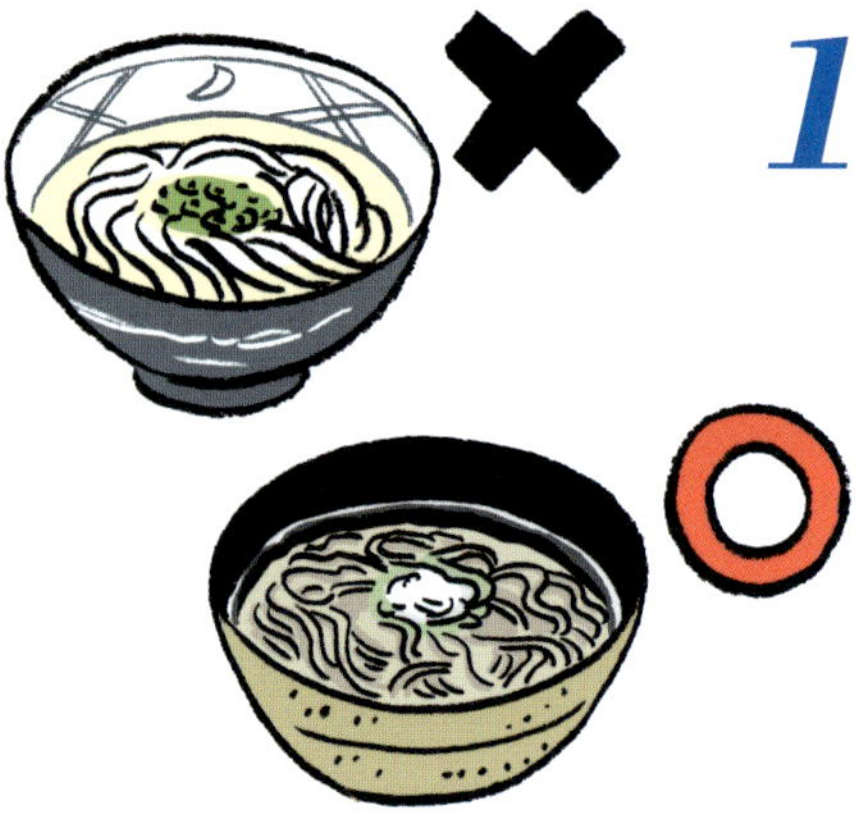

1 時短＆節約ランチの定番は「うどん」より「そば」

忙しい昼休みに短時間で、また安価に昼食を済ませたい方の味方となる「麺類」ですが、選ぶなら「そば」がおすすめ。麺自体に塩が含まれておらず、そばの成分「ルチン」が降圧に有効です。一方のうどんは麺に塩が相当量含まれています。ただし、めんつゆは飲み干さないようにご注意を。もりそばのつゆも、そば湯で薄めるなど工夫してください。

降圧ランチの選び方４か条

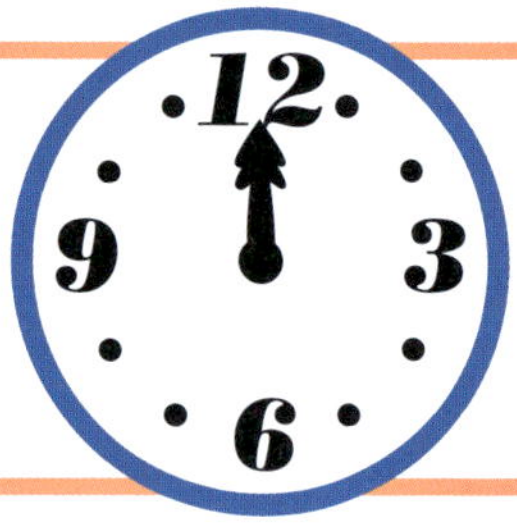

2 「定食」の食べ方には、コツがあります

まずは共通して「味噌汁を半分残す」こと。そして、「漬物には箸をつけない」こと。残すのがもったいない、という方はあらかじめ注文の際に伝えてみてください。また、焼き魚定食の場合は塩分の多い皮部分は残しましょう。こういった小ワザだけでも塩分はだいぶおさえられるのです。

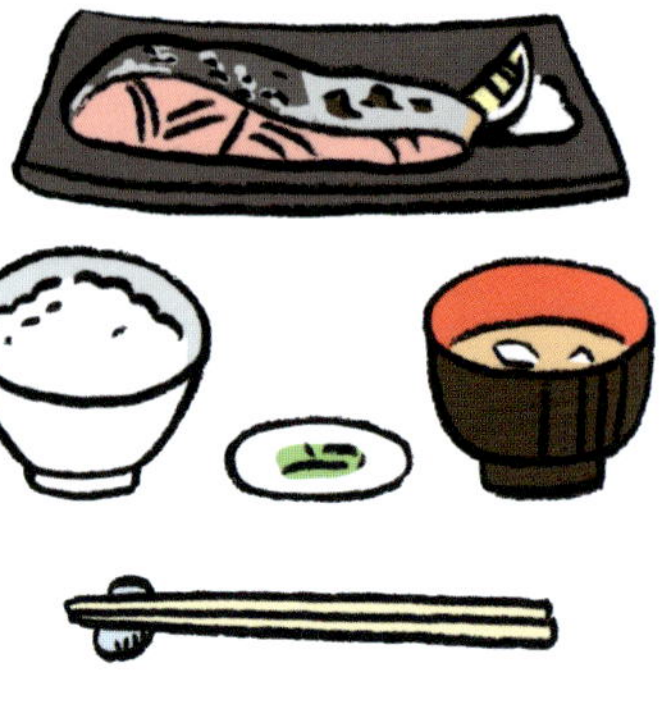

3 しょうゆは「かける」より「つける」

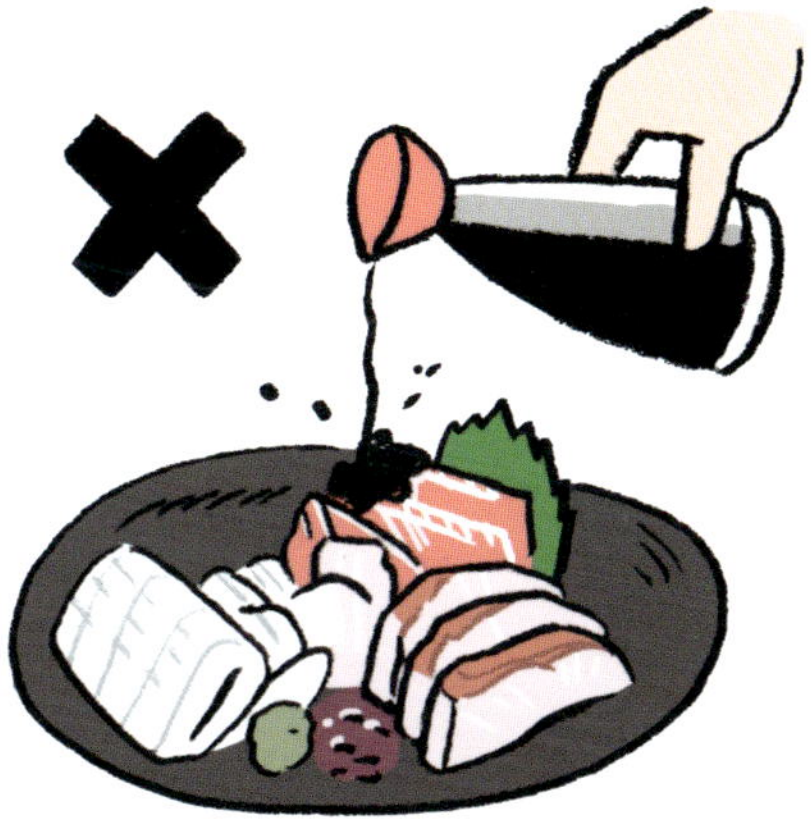

しょうゆを使うときに一工夫。直接かけては塩分過多になりがちなので、小皿に入れて、少量ずつつけましょう。また、しょうゆの代わりにレモン汁、酢、コショウなどの調味料やワサビ、ショウガ、ネギなどの薬味も活用してください。

自家製しょうゆを使おう

昆布とカツオ節で取った出汁と、煮切ってアルコール分を飛ばした酒を用意し、市販のしょうゆと混ぜて半分に薄めてください。出汁の風味と酒のうま味が混ざり合い、味わい豊かなしょうゆが完成します。

4 デザートはかしこく利用しよう

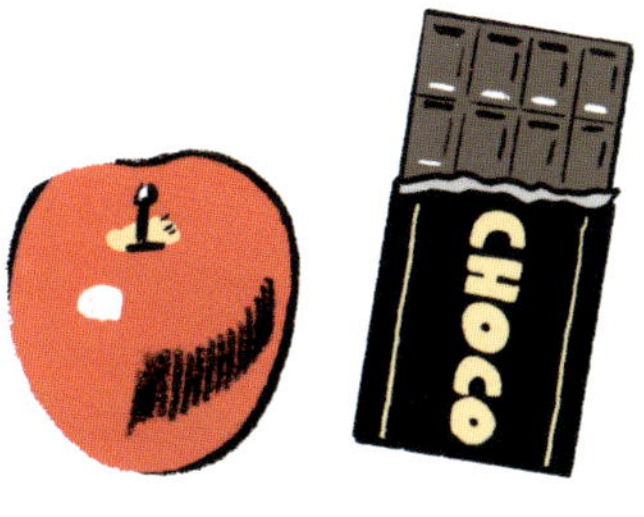

甘味は、塩と違って食べたらすぐに血圧が上がるというものではありませんから、ある程度は食べてもいいでしょう。我慢がむしろ体に悪影響です。おすすめは、フルーツ。ビタミンやカリウムなど降圧に効果的な栄養素が豊富です。そしてチョコレート。特に、カカオが多く甘味の少ないダークチョコレートがおすすめです。

その「たばこ」で血圧アップアップ

言うまでもなくたばこにはご用心を。たばこを吸うと血管が収縮して血圧が上昇、1 本で 15～20mmHg ほど上がって 15 分ほど元に戻りません。特にチェーンスモーカーの方など上がりっぱなしです。どうしても止められない、という方は禁煙外来を訪れてみてはいかがでしょうか。

「お昼寝」は絶好の降圧習慣

昼寝には、不足している睡眠時間を補うだけでなく、日常のケアレスミスを減らし、作業効率を上げる効果が。特に高血圧の方にとってはとてもいい習慣で、人によっては 15 分ほどで徐々に血圧が下がりだし、30 分経つと 15～20mmHg ほど下がる場合も。眠れなくても目を閉じてリラックスするだけでも効果的。30 分程度がおすすめです。

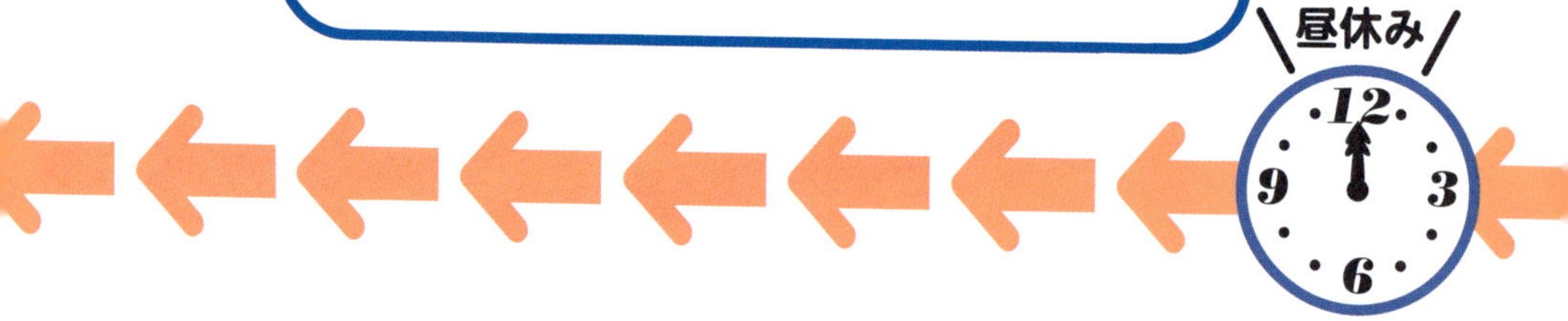
昼休み
12
9
3
6

時には「ダジャレ」で笑う余裕も

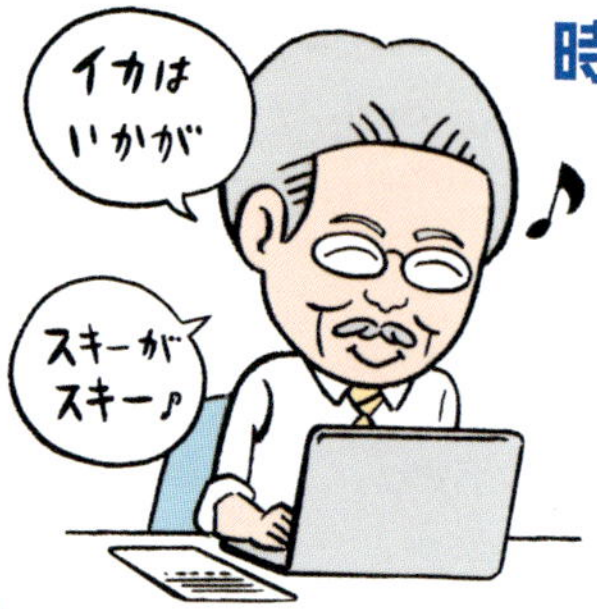
イカは
いかが
スキーが
スキー♪

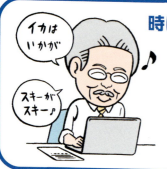

笑うことによって、脳内麻薬が分泌されて末梢血管が広がり、血液の循環が良くなるという報告も。私自身も、外来では意識的に「ダジャレ」を挟むようにしているんですよ。ダジャレは知的な大人の遊び。頭を使うことで認知症予防にもなるはずです。

デスクで「深呼吸」してリフレッシュ

仕事に集中していたら、気づけば呼吸が浅くなっていた。そんなときは「深呼吸」でリフレッシュしましょう。深呼吸するだけで、即座に30〜40mmHgも血圧がダウン。デスクでさりげなく行いたい場合は呼吸を「ゆっくりめ」にするだけでも効果的ですよ。

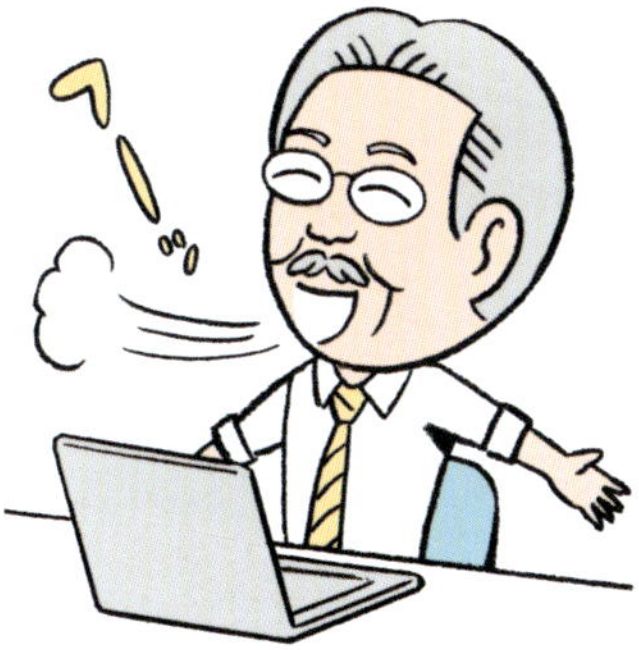

冬の帰宅時はマフラーが必須

冬の帰宅時は首周りを温めるマフラーが必須。ここを温めるだけで血圧は安定します。なぜなら、首には体温調節のスイッチ「AVA」(動静脈吻合)という特殊な血管があるため。ここを温めて開いた状態にすれば、体の末端への血行を調整し、体温を下げないように機能してくれるのです。

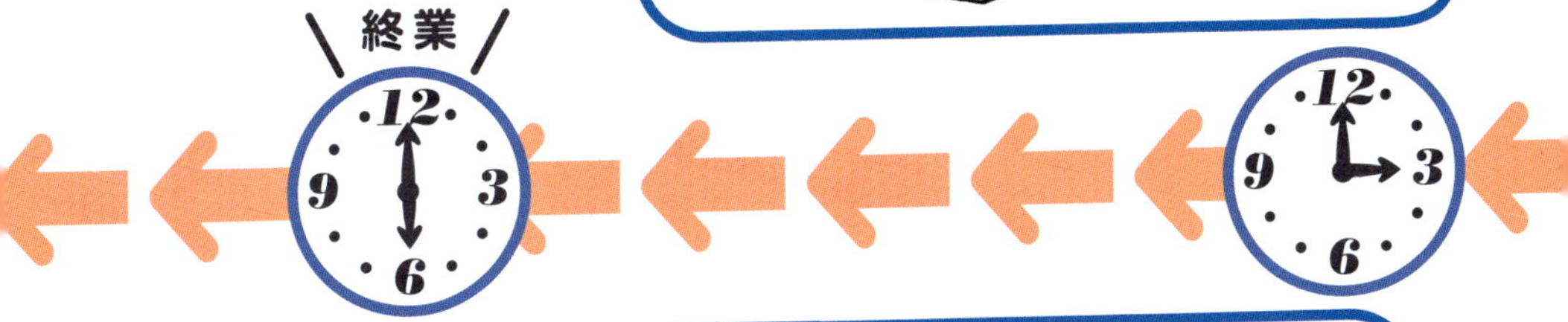

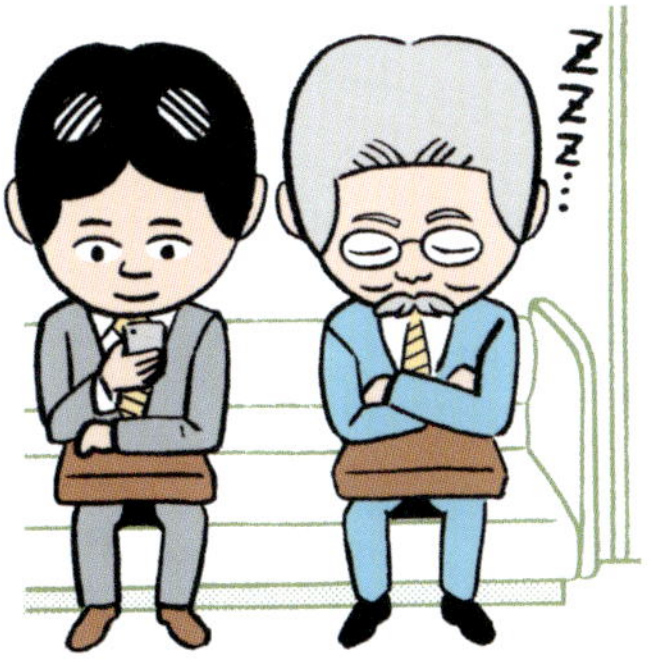

電車では「居眠り」して降圧！

電車の中は、実はストレスがたまりやすい場所なのです。混雑はもちろん、「振動に踏ん張って抵抗する」などで血圧が10mmHg上昇。ですので、営業で外回りされる方など、もし座れたら居眠りがおすすめ。理想は昼食後です。目的地までの短時間の「昼寝」で午後の眠気を解消し、リフレッシュしてください。

冬は鍋にご用心。おすすめは「水炊き」

冬は温かい鍋が恋しい季節ですが、寄せ鍋やキムチ鍋など具材に味が染み込む鍋にはご用心。おすすめはしゃぶしゃぶや水炊きです。ただし、タレをつけないほうがベター。物足りない方は、しゃぶしゃぶなら練りゴマダレ、水炊きならポン酢などをほんの少々。また、おすすめの食材は、イカ、タコ、エビ、貝類など。これらに含まれるタウリンが交感神経を抑制し血圧を下げる効果があり、血圧を上げるカテコールアミンという物質の分泌も抑えてくれます。

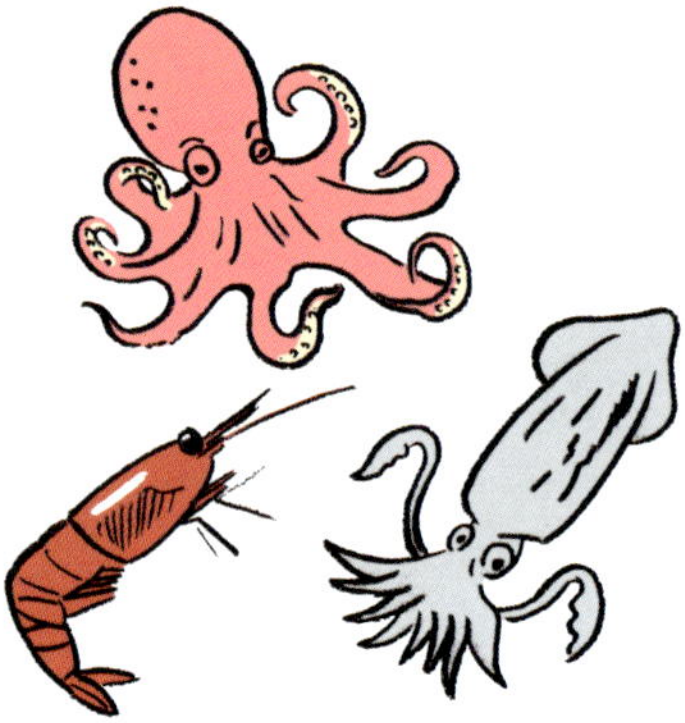

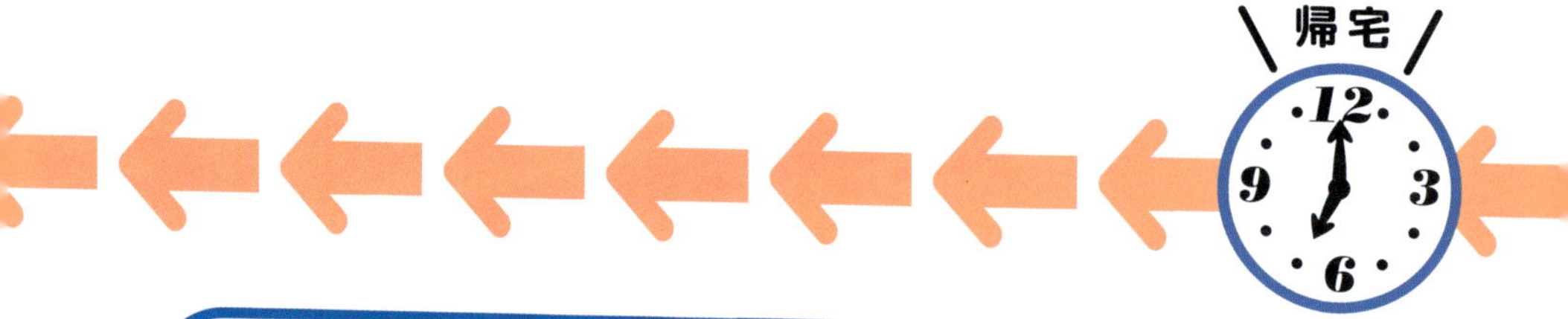

「ちょっと一杯」居酒屋を降圧スポットに

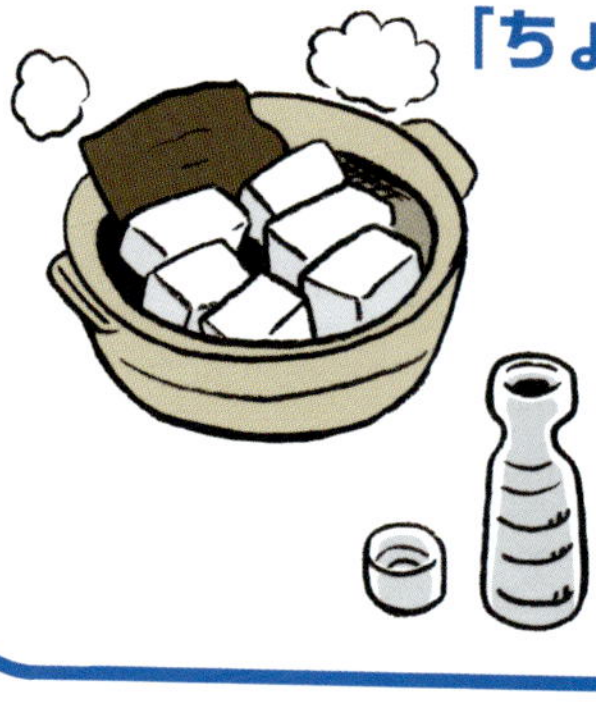

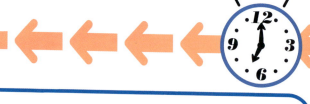

居酒屋で頼むべきは冷奴や湯豆腐などの「豆腐」。塩分も含まれず、大豆イソフラボン、大豆ペプチドが血液をサラサラにし、動脈硬化を防ぐ効果が。醤油はかけず、生姜やネギなどの薬味でどうぞ。また、サラダや枝豆も塩やドレッシングを省けば問題なし。ちなみに、お酒は日本酒なら1合、ビールなら500ml(中ジョッキ、ロング缶1本)までならOKですよ。

正しい入浴の作法を知っておきましょう

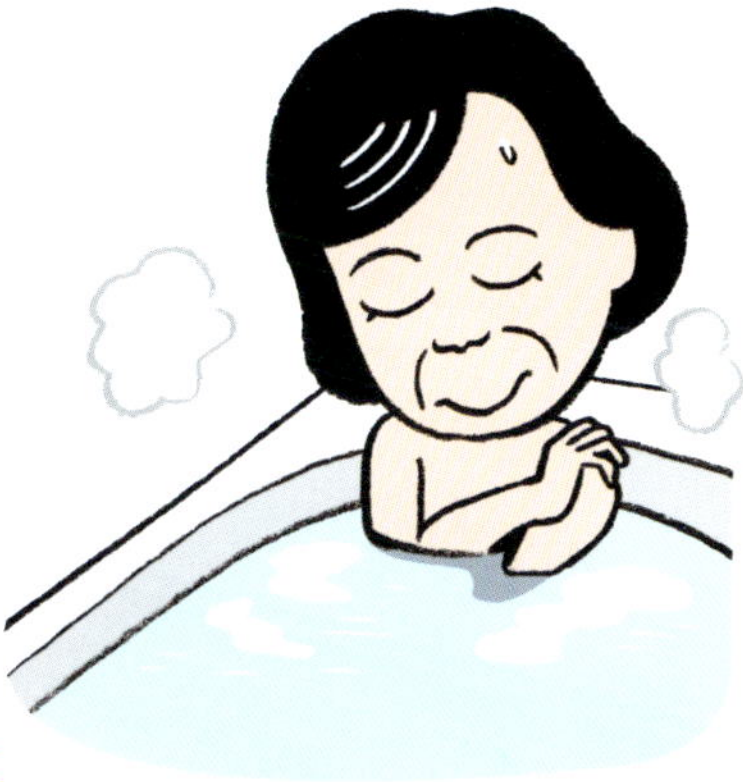

お風呂でリラックスして体が温まると血管が拡張して血行が良くなり、血圧を下げてくれます。しかし、誤った入り方では一転して突然死につながることも。注意したい季節は 11 月〜3 月の寒い時期。気をつけるポイントは以下の通りです。

- 脱衣所と浴室をあらかじめ温めておく
- お湯の温度は冬 40 度、夏 38 度を目安に。
  急に熱いお湯につかると一気に血圧が上がってしまう
- お湯の量はみぞおちあたりまでの半身浴。
  肩までつかると水圧によって心臓に負担がかかる

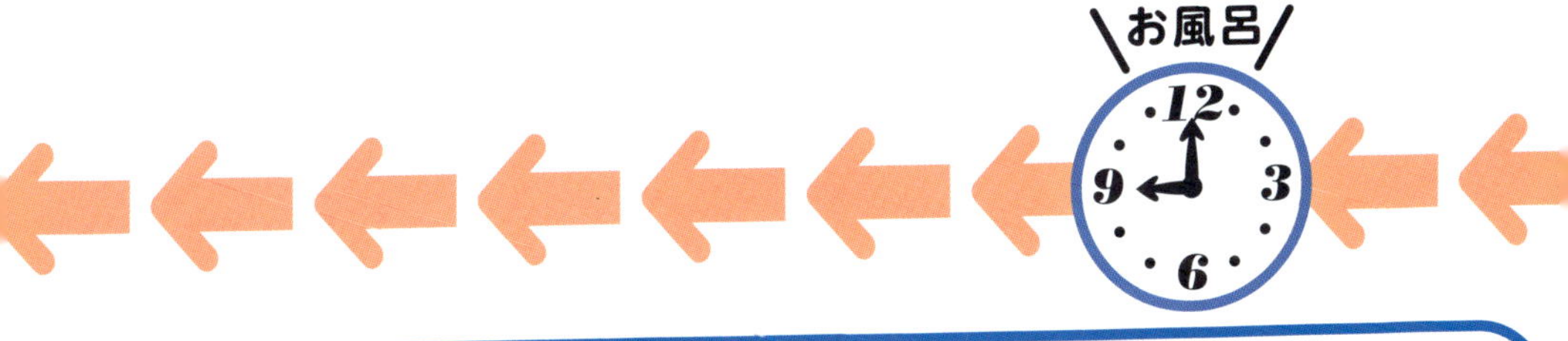

ぐっすり快眠は降圧の強い味方

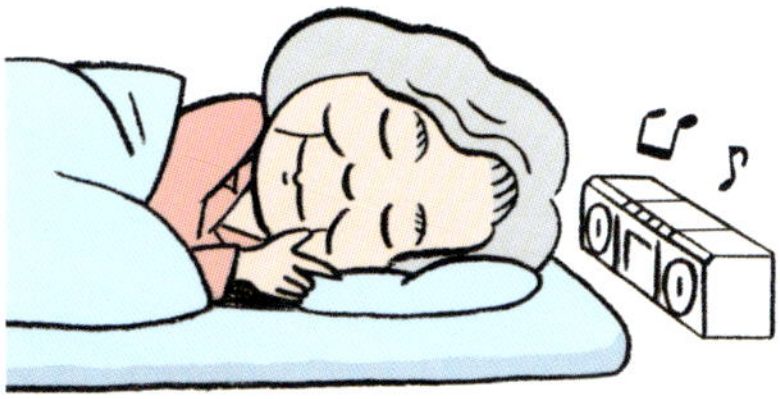

眠ることで副交感神経が活発に働き、血管が広がって心臓の鼓動が緩やかになり血圧が安定します。睡眠不足による高血圧を防ぐには、最低でも 6 時間は睡眠時間を確保したいですね。なかなか寝付けない人は本書の CD をぜひご活用を。そのほか、寝室を遮光カーテンにしたり、就寝の 1〜2 時間前にテレビやパソコンを見ないようにしたりといった工夫も有効です

降圧に向けて、さらにもう一歩！
「自律訓練法」を取り入れよう

最後に、「自律訓練法」という降圧法をご紹介します。こちらは、ドイツの精神科医シュルツによって生み出された自律神経に働きかける催眠法。筋肉と心の緊張をゆるめて血圧低下を図ります。ぜひ CD を聞きながらやってみてください。

やる前の準備

・なるべく楽な衣服を着用する。
・部屋はなるべく暗くして CD を流すか、もしくは静かな状態にする
・仰向けに寝たり、椅子にゆったり腰掛けたりして、リラックスする。

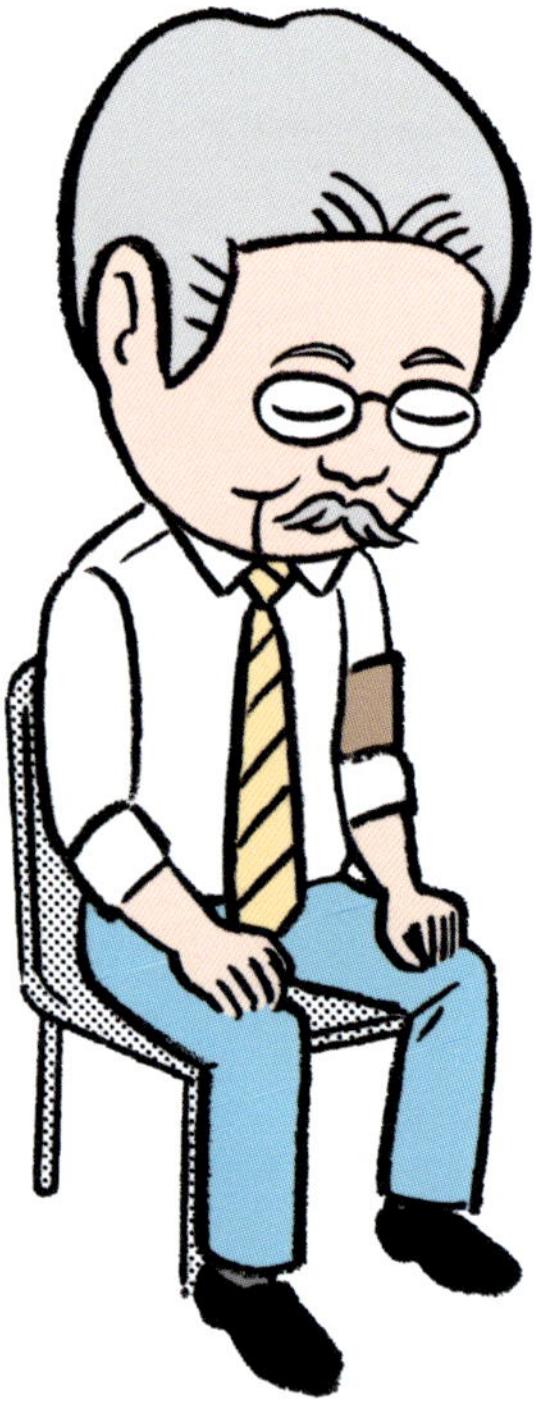

1 座っている場合は両手をひざの上に置いて肩の力を抜き、「気持ちはとても落ち着いています」と心の中で唱えながら気持ちを落ち着けます。無理に気持ちを整えようとせず、自然と落ち着くまで待ちます。

2 「両手、両足が重たい」と心の中で唱えます。そして、右手→左手→両手、右足→左足→両足、両手→両足の順に意識を傾け、重さを感じます。1 回 3〜5 分を 1、2 回繰り返します。

3 「両手、両足が温かい」と心の中で唱えます。そして、右手→左手→両手、右足→左足→両足、両手→両足の順に意識を傾け、温かさを感じます。1 回 3〜5 分を 1、2 回繰り返します。

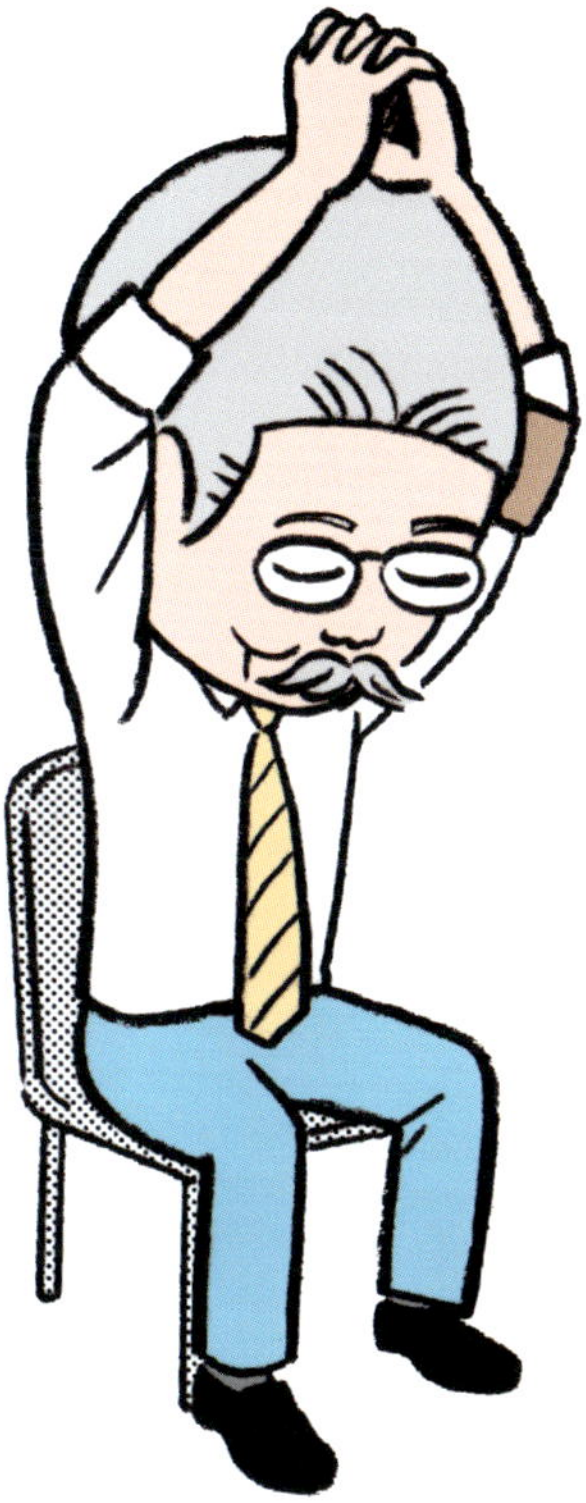

4 両手を上に上げて、
拳を握ったり開いたりを 4、5 回
繰り返します。

5 両腕の曲げ伸ばしを、
4、5 回 繰り返します。

6 背伸びをしながら深呼吸を
2〜3 回 行います。

4〜6 の「消去動作」を訓練を終えるときに行うことで、血圧が下がったことによるめまいや虚脱感を防ぐことができます。

自律訓練法を行うと、深い眠りから覚めたようなスッキリとした気持ちになるはずです。時間のある方は１日３回、朝昼晩に練習してみてください。根気強く訓練すれば、それに見合う効果が得られるはずです。

聞くだけで血圧が下がるCDブック

著者　**渡辺尚彦**（わたなべ よしひこ）

2017年3月9日　初版発行

CD制作　日笠昭彦（プロデューサー）／引地康文（サウンドクリエイター）
イラスト　前田はんきち
デザイン　藤井 一
校正　玄冬書林
画像協力　shutterstock.com
編集　岩尾雅彦（ワニブックス）／高木沙織

発行者　横内正昭
編集人　青柳有紀
発行所　株式会社ワニブックス
〒150-8482
東京都渋谷区恵比寿4-4-9 えびす大黒ビル
電話　03-5449-2711（代表）
03-5449-2716（編集部）

ワニブックスHP　http://www.wani.co.jp/
WANI BOOKOUT　http://www.wanibookout.com/

印刷所　凸版印刷株式会社
製本所　ナショナル製本

※本書で解説する効果やCDの効用には個人差があります。また持病がある方は、
必ず医師にご相談の上、実行してください。
※参考文献：『ゆらぎの発想——1／fゆらぎの謎にせまる』（武者利光／日本放送出版協会）

ISBN 978-4-8470-9548-1